Agoraphobie und Panikstörung

Fortschritte der Psychotherapie
Band 3

Agoraphobie und Panikstörung

Prof. Dr. Silvia Schneider, Prof. Dr. Jürgen Margraf

Herausgeber der Reihe:

Prof. Dr. Kurt Hahlweg, Prof. Dr. Martin Hautzinger,
Prof. Dr. Jürgen Margraf, Prof. Dr. Winfried Rief

Begründer der Reihe:

Dietmar Schulte, Klaus Grawe, Kurt Hahlweg, Dieter Vaitl

Silvia Schneider
Jürgen Margraf

Agoraphobie und Panikstörung

2., überarbeitete Auflage

hogrefe

Prof. Dr. Silvia Schneider, geb. 1962. 1981–1987 Studium der Psychologie in Mannheim und Marburg. 1988–1993 Wissenschaftliche Mitarbeiterin an der Universität Marburg und der FU Berlin. 1992 Promotion. 1993–1997 Aufbau und Leitung des Instituts Dresden der Christoph-Dornier-Stiftung für Klinische Psychologie. 1998–2001 Habilitationsstipendium der Deutschen Forschungsgemeinschaft. 2002 Habilitation. 2001–2003 Förderung durch den Schweizerischen Nationalfonds. 2004–2006 Assistenzprofessorin und 2006–2010 Ordinaria für Klinische Kinder- und Jugendpsychologie an der Universität Basel. Seit 2010 Professorin für Klinische Kinder- und Jugendpsychologie an der Ruhr-Universität Bochum und Leitung des Forschungs- und Behandlungszentrums für psychische Gesundheit an der Ruhr-Universität Bochum.

Prof. Dr. Jürgen Margraf, geb. 1956. 1975–1983 Studium der Psychologie, Soziologie und Physiologie in München, Brüssel, Kiel und Tübingen. 1983–1986 Research Scholar in Psychiatry and Behavioral Sciences an der Stanford University, USA. 1986 Promotion. 1986–1992 Wissenschaftlicher Mitarbeiter an der Universität Tübingen und Hochschulassistent an der Universität Marburg. 1990 Habilitation. 1990–1992 Lehrstuhl-Vertretung an der Universität Münster, dann Wechsel auf eine Professur für Klinische Psychologie an der FU Berlin. 1993–1999 Inhaber des Lehrstuhls für Klinische Psychologie und Psychotherapie an der Technischen Universität Dresden. 1999–2010 Ordinarius für Klinische Psychologie und Psychotherapie an der Universität Basel. Seit 2010 Alexander-von-Humboldt-Professor für Klinische Psychologie und Psychotherapie und Leitung des Forschungs- und Behandlungszentrums für psychische Gesundheit an der Ruhr-Universität Bochum.

Bibliografische Information der Deutschen Nationalbibliothek

Die Deutsche Nationalbibliothek verzeichnet diese Publikation in der Deutschen Nationalbibliografie; detaillierte bibliografische Daten sind im Internet über http://dnb.dnb.de abrufbar.

Hogrefe Verlag GmbH & Co. KG
Merkelstraße 3
37085 Göttingen
Deutschland
Tel. +49 551 999 50 0
Fax +49 551 999 50 111
verlag@hogrefe.de
www.hogrefe.de

Satz: Matthias Lenke, Weimar
Druck: Media-Print Informationstechnologie GmbH, Paderborn
Printed in Germany
Auf säurefreiem Papier gedruckt

2., überarbeitete Auflage 2017

(E-Book-ISBN [PDF] 978-3-8409-2513-9; E-Book-ISBN [EPUB] 978-3-8444-2513-0)
ISBN 978-3-8017-2513-6
http://doi.org/10.1026/02513-000

Inhaltsverzeichnis

Einleitung

Exposure therapy is one of the biggest success stories in mental health.
Isaac Marks (1987)

Dieses Zitat von Isaac Marks aus seiner lesenswerten Monographie *Fears, Phobias, Rituals – Panic, Anxiety and their Disorders* (1987, S. 460) trifft auch vierzig Jahre nach Erscheinen des Buches noch uneingeschränkt zu. Marks rühmt Exposition als ein „reines, potentes Kristall" vergleichbar mit Insulin für Diabetes, das für die Behandlung von Agoraphobien und Panikstörung essenziell ist. Als Herausforderung formulierte er bereits 1987 die Suche nach den exakten Mechanismen, die der Angstreduktion unter Exposition zugrunde liegen. Hier hat Bouton (1993) wichtige konzeptuelle Arbeiten vorgelegt, die die klinische Grundlagenforschung zum Verständnis von Expositionstherapien nachhaltig inspiriert und wertvolle neue Erkenntnisse erbracht haben. Zusammen mit neuen Befunden zu Entwicklung und Verlauf von Agoraphobien und Panikstörungen müssen diese nun Eingang in die klinische Praxis finden. Ziel der vorliegenden Überarbeitung unseres Bandes ist es, diese spannenden Befunde praxisnah für die Behandlung von Agoraphobie und Panikstörung aufzubereiten.

Die eng verknüpften Störungsbilder der Panikstörung und der Agoraphobie galten bis in die 1980er Jahre als kaum behandelbar. In der klinischen Praxis machen sie den größten Teil der Angstpatienten aus. Beide Beschwerdebilder zeigen langfristig einen ungünstigen Verlauf, bei dem Spontanremissionen nur selten vorkommen. Ohne adäquate professionelle Hilfe führen Panikstörung und Agoraphobie in der Regel für Betroffene und Angehörige zu massiven Beeinträchtigungen der Lebensqualität. Derartige Folgeprobleme stellen wiederum selbst eine Belastung dar. So kommt es oft zu einer „Abwärtsspirale", an deren Ende Depressionen, Alkoholabhängigkeit, Medikamentenmissbrauch und eine stark erhöhte Suizidgefahr stehen können. Ein praktisches Problem ist, dass sich Panikanfälle oft hinter einer rein körperlichen Präsentation verbergen und dann häufig falsch diagnostiziert und behandelt werden. Durch die Konsultation zahlreicher Spezialisten sowie aufwendige und z. T. wiederholte differenzialdiagnostische Untersuchungen verursachen die Patienten erhebliche Kosten. Dauermedikation und suboptimale Behandlungen verstärken oft die Chronifizierung der Störungen. Es ist somit nicht verwunderlich, dass Panikstörung und Agoraphobie ein besonders wichtiges Arbeitsfeld für Klinische Psychologie, Psychotherapie, Psychiatrie und ihre Nachbardisziplinen darstellen. In den letzten

Panikstörung und Agoraphobie häufig falsch diagnostiziert

Jahren kam es zu bedeutenden Fortschritten beim Verständnis und der Behandlung der beiden Störungsbilder. Insbesondere die Befunde aus der Grundlagenforschung zu Extinktionslernen und Gedächtniskonsolidierung bringen wichtige Erkenntnisse für die Behandlung von Vermeidungsverhalten. Bevor auf diese Befunde eingegangen werden kann, müssen jedoch das Erscheinungsbild, Störungsmodell und diagnostische Maßnahmen bei Panikstörung und Agoraphobie dargestellt werden.

Danksagung

Die Autoren möchten den Herausgebern und Herrn Dr. Michael Vogtmeier vom Hogrefe Verlag sehr herzlich für die Geduld und Unterstützung bei der hier vorliegenden zweiten überarbeiteten Auflage des Bandes Agoraphobie und Panikstörung danken. Besonderer Dank gilt Martin Hautzinger, der der Erstautorin für eine Woche sein Büro in Tübingen zur Verfügung gestellt hat und damit einen nicht zu unterschätzenden Beitrag zum Gelingen dieses Werkes geleistet hat. Dank gilt auch den Mitarbeiterinnen und Mitarbeitern unserer Abteilungen in Dresden, Basel und Bochum. In dieses Buch fließen viele wichtige Erkenntnisse und Hinweise aus Besprechungen und Supervisionen mit ihnen ein, die das Buch hoffentlich für die Leserinnen und Leser zu einer wertvollen, praxisnahen Anleitung für die Behandlung von Agoraphobien und Panikstörung machen. Nicht zuletzt möchten wir den Patientinnen und Patienten[1] danken, die an zahlreichen Studien an unseren verschiedenen Wirkungsorten teilgenommen haben. Durch ihre Bereitschaft, an unseren Forschungsprojekten teilzunehmen, haben sie einen entscheidenden Beitrag für die Entwicklung erfolgreicher Psychotherapien für Agoraphobien und Panikstörungen geleistet. Wir wissen dieses Engagement sehr zu schätzen.

Bochum, im Oktober 2016 Silvia Schneider und Jürgen Margraf

1 Eine geschlechtergerechte Sprache zu verwenden ist uns ein Anliegen. Gleichzeitig möchten wir eine leichte Lesbarkeit des hier vorliegenden Buches erreichen. Wir haben uns daher in diesem Buch für die Verwendung des generischen Maskulinums entschieden. Dabei ist es für uns selbstverständlich, dass damit Frauen und Männer gleichberechtigt gemeint sind.

1 Beschreibung des Störungsbilds

1.1 Bezeichnung

Im Laufe von über hundert Jahren wurde eine Vielzahl von diagnostischen Begriffen für die scheinbar unerklärbaren Angstzustände geprägt, die für Panikstörung und Agoraphobie typisch sind. Die verwirrende Vielfalt der Bezeichnungen stellte lange Zeit ein Hindernis für einen fachübergreifenden Fortschritt dar. Je nach Spezialisierung des zuerst aufgesuchten Diagnostikers konnten für ein und dasselbe Problem eher kardiologisch, neurologisch, psychiatrisch oder psychotherapeutisch klingende Diagnosen vergeben werden.

Begriffs-Babylon

Ein Großteil der in Tabelle 1 aufgeführten Begriffe geht jedoch auf Angststörungen wie Panikanfälle oder Agoraphobien zurück.

Begriffe Panikstörung und Agoraphobie

Die Begriffe „Panikstörung" und „Agoraphobie" fanden erstmals mit der Einführung der dritten Auflage des Diagnostischen und Statistischen Manuals psychischer Störung (DSM-III) der Amercian Psychiatric Association (APA) Eingang in ein Klassifikationssystem. Bis dahin wurden Patienten mit Panikanfällen v. a. der Diagnose Angstneurose, die gleichzeitig auch bei Patienten mit generalisierter Angststörung gegeben wurde, oder der Diagnose Hysterie zugeordnet. Falls starkes Vermeidungsverhalten im Vordergrund stand, wurde bei diesen Patienten eine Phobie diagnostiziert, ohne die Art der Phobie genauer einzugrenzen. Grundlage für die neue Unterscheidung von plötzlicher Angst und anderen Formen der Angst waren biologische Modelle der Panikstörung, die Panikanfälle als eine qualitativ unterschiedliche Form der Angst betrachteten. Aus heutiger Sicht kann diese Modellvorstellung jedoch in vielen Teilen als widerlegt betrachtet werden. In die „Internationale Klassifikation psychischer Störungen (ICD)" fanden die beiden Störungskategorien erst mit der zehnten Revision Eingang (World Health Organization). Die operationalisierten Kriterien des ICD decken sich im Großen und Ganzen mit den Kriterien des DSM.

Biologische Modelle

Tabelle 1: Frühere Bezeichnungen für Panikstörungen und Agoraphobie

Schwerpunkt Angst	– Angstneurose, Angsthysterie, Angstreaktion – Endogene bzw. somatische Angst – Phobisches Angst-Depersonalisations-Syndrom – Herzphobie, Herzneurose, Herzhypochondrie – Vasomotorische Neurose – Kardiovaskuläre Neurose – Reizherz, Soldatenherz – Da Costa-Syndrom – Chronisches Hyperventilationssyndrom – Kardiorespiratorisches Syndrom
Schwerpunkt Vermeidungsverhalten	– Platzangst, Platzschwindel – Agoraphobie – Panphobie – Polyphobie – Multiple Situationsphobie – Topophobie – Kenophobie – Straßenfurcht – Lokomotorische Angst – Hausfrauensyndrom – Friseurstuhl-Syndrom – Anstrengungsphobie
Schwerpunkt körperliche Symptome	– Neurozirkulatorische Asthenie – Neurasthenie – Nervöses Erschöpfungssyndrom – Neurovegetative Störung – (Psycho-)vegetative Labilität, Dysregulation – Vegetative Dystonie – Psychophysischer Erschöpfungszustand – Psychophysisches Erschöpfungssyndrom – Funktionelles kardiovaskuläres Syndrom – Hyperkinetisches Herzsyndrom
Fazit	Die Diagnose hängt v. a. von der Spezialisierung der Diagnostiker ab!

1.2 Definition

1.2.1 Panikstörung

Spontaneität der Symptome

In der aktuellen Definition der Panikstörung (F41.0) sind zeitlich umgrenzte Episoden („Anfälle") akuter Angst, die mit den synonymen Begriffen Panikattacken, Panikanfälle oder Angstanfälle bezeichnet werden, das Hauptmerkmal der Störung. Charakteristisch ist dabei das plötzliche und z. T. als spontan erlebte Einsetzen unangenehmer Symptome. Spontaneität bedeutet hier, dass die Betroffenen die einsetzenden körperlichen Symptome nicht mit externalen Stimuli (z. B. Höhe, Kaufhaus) in Verbindung bringen bzw. dass die Angst sich nicht einer realen Gefahr zuschreiben lässt. Die häufigsten körperlichen Symptome sind Herzklopfen, Herzrasen, Atemnot, Schwindel, Benommenheit, Schwitzen und Brustschmerzen sowie Druck oder Engegefühl in der Brust. Neben körperlichen Symptomen treten üblicherweise kognitive Symptome auf, die die mögliche Bedeutung dieser somatischen Empfindungen betreffen, z. B. „Angst zu sterben", „Angst, verrückt zu werden" oder „Angst, die Kontrolle zu verlieren". Während eines Panikanfalls zeigen die Patienten oft ausgeprägt Hilfe suchende Verhaltensweisen: Sie suchen den Notarzt auf, bitten Angehörige um Hilfe oder nehmen beruhigende Medikamente ein. Tritt der Panikanfall an einem öffentlichen Ort auf, wie z. B. dem Supermarkt, so versuchen die Patienten, diesen Ort möglichst schnell zu verlassen und an einen sicheren Ort zu flüchten.

Hilfe suchendes Verhalten

Diagnosekriterien der Panikstörung (F41.0) nach ICD-10

A. Wiederholte Panikanfälle, die oft spontan auftreten und nicht ausschließlich auf eine spezifische Situation, ein spezifisches Objekt, eine reale Gefahr oder besondere Anstrengung bezogen sind.

B. Eine Panikattacke ist eine einzelne Episode intensiver Angst oder Unbehagens. Sie beginnt abrupt und erreicht innerhalb weniger Minuten ein Maximum und dauert mindestens einige Minuten. Es müssen mindestens vier Symptome der folgenden Liste vorhanden sein. Ein Symptom muss dabei aus der Gruppe der ersten vier Symptome stammen:
1. Palpitationen, Herzklopfen oder erhöhte Herzfrequenz
2. Schweißausbrüche
3. fein- oder grobschlägiger Tremor
4. Mundtrockenheit
5. Atembeschwerden
6. Beklemmungsgefühl
7. Thoraxschmerzen und -missempfindungen
8. Nausea oder abdominale Missempfindungen (z. B. Unruhegefühl im Magen)
9. Gefühl von Schwindel, Unsicherheit, Schwäche oder Benommenheit
10. Gefühl, die Objekte sind unwirklich (Derealisation) oder man selbst ist weit entfernt oder nicht wirklich hier (Depersonalisation)
11. Angst vor Kontrollverlust, verrückt zu werden oder „auszuflippen"
12. Angst zu sterben

C. Ausschlusskriterium: Die Panikattacken dürfen nicht Folge einer körperlichen, organischen psychischen Störung oder anderen psychischen Störung sein.

Aufgrund der großen Variationsbreite in der Auftretenshäufigkeit von Panikanfällen werden in der ICD-10 zwei Schweregrade unterschieden. Bei mindestens vier Panikanfällen in vier Wochen wird die Panikstörung als mittelgradig (F41.00) eingestuft, bei mindestens vier Panikanfällen pro Woche über einen Zeitraum von vier Wochen wird eine schwere Panikstörung (F41.01) diagnostiziert.

Systematische deskriptive Daten zeigen übereinstimmend, dass Herzklopfen/-rasen, Schwindel/Benommenheit und Atemnot die am häufigsten wahrgenommenen Symptome während eines Panikanfalls sind. Die durchschnittliche Dauer eines Panikanfalls beträgt 30 Minuten (mit großer Streubreite).

Retrospektive Verzerrung

Interessanterweise gibt es eine ausgeprägte retrospektive Verzerrungstendenz: Rückblickend schildern die Patienten eher prototypische und besonders schwere Panikanfälle (Gespräch nach einer Woche oder später), bei sofortiger Befunderhebung gleich nach dem Anfall (per standardisiertem Tagebuch) hingegen werden die Panikanfälle mit moderater Intensität und einer begrenzten Anzahl von Symptomen geschildert. Die physiologische Untersuchung von Panikanfällen in der natürlichen Umgebung der Patienten mithilfe von tragbaren Messgeräten relativieren ebenfalls die meist dramatisch anmutenden retrospektiven Aussagen der Patienten:

Ambulante Messungen

Während ihrer Panikanfälle zeigen Panikpatienten nur vereinzelt drastische Anstiege in der Herzfrequenz, bei dem größten Teil der Panikanfälle kommt es dagegen lediglich zu einem geringen Anstieg der Herzfrequenz. In der bisher größten untersuchten Stichprobe zeigte sich ein durchschnittlicher Herzfrequenzanstieg von 11 Schlägen pro Minute bei spontanen und acht Schlägen bei situativen Panikanfällen. Es zeigt sich also eine deutliche Diskrepanz zwischen der geringen tatsächlichen körperlichen Erregung während der Panikanfälle und dem massiven subjektiven Erleben körperlicher Symptome. Dies weist darauf hin, dass körperliche Symptome von Panikpatienten als ausgesprochen bedrohlich bewertet werden. Wichtig ist darüber hinaus, dass auch für sogenannte „spontane" Panikanfälle Auslöser vorliegen. In den meisten Fällen handelt es sich dabei um körperinterne Reize wie die Wahrnehmung von Herzklopfen oder Atembeschwerden. Seltener stehen auch Gedanken oder Vorstellungsbilder am Anfang eines Panikanfalls (z. B. „Ich könnte an einem Herzinfarkt sterben").

Beachte:

Die Belastung durch die Panikanfälle entsteht v. a. durch die Bewertung der in der Regel nur moderaten körperlichen Veränderungen als gefährlich. Somit muss die Behandlung der Panikanfälle an der Bewertung körperlicher Symptome als gefährlich ansetzen.

Fallbeispiel: „… und eine Todesangst; ich dachte, ich würde sterben“

Ich war mit einer Freundin unterwegs zum Einkaufen, also mit dem Auto unterwegs. Als wir in Gießen ankamen, wir waren gerade schön im Gespräch, wurde mir auf einmal ganz übel. Also vom Kopf aus in den Bauch, in die Beine, als ob ich jeden Moment ohnmächtig werde. Herzrasen, ich bin dann auf die Seite gefahren, geparkt. Und sag' zu meiner Freundin: „Also, es geht absolut nicht weiter, mir wird schlecht. Ich muss sofort zum Arzt.“ Und Beklemmung in der Brust, Atemnot und eine Todesangst; ich dachte, ich würde sterben. Und wir waren abseits, also nicht direkt innen in der Innenstadt, das war ziemlich abseits. Nun wusste ich auch irgendwie, dass kein Arzt in der Nähe war. Also, das war mir irgendwie bewusst, obwohl ich meiner Freundin sagte, sie soll mal rumschauen, ob irgendwo ein Schild mit 'nem Arzt da war. Aber es war nicht … Ich habe dann eine Weile gesessen, die Angst war also extrem stark. Und dann immer die Angst, in Ohnmacht zu fallen. Und dann hatte ich den Wunsch, möglichst schnell wegzukommen, nach Hause. Also, wenn ich's nicht zum Arzt schaffe, dann wenigstens nach Hause. Nach 'ner Weile dachte ich, ich versuch's wenigstens, nach Hause zu fahren. Wieder umgedreht, zurückgefahren, bin vielleicht 100, 200 m gefahren, das Gleiche wieder. Mitten auf der Kreuzung ging das los. Da wusste ich allerdings, dass ich in der Nähe vom Bahnhof war und da ist die Bahnhofsmission. Sind wir dorthin gefahren, das Auto geparkt. Meine Freundin brachte mich dorthin, gleiche Symptome wieder, Todesangst. Dann kam noch dazu Zittern, und Eiseskälte. Und Weinen. Die Schwester hat dann Blutdruck gemessen und sie sagte: „Alles normal.“ Dann nach 'ner Weile war mir schon bewusst, dass das wirklich nichts Körperliches, keine Krankheit war. Nur ich hatte wieder so den Wunsch ins Krankenhaus. Dann haben die einen Krankenwagen geholt, ich ins Krankenhaus. Da haben die natürlich das Blut untersucht. EKG gemacht und nun musste ich abwarten. Dann kam der Arzt zurück, EKG normal, Blut normal und inzwischen ging es mir auch wieder besser. Als ich schon im Krankenhaus drin war und der Arzt sich um mich bemühte, ging es mir schon etwas besser und, das muss ich dazu sagen, das war meistens so, nach jedem Krankenhausaufenthalt. Im Krankenwagen ging es mir nicht schnell genug und sobald ich dann dort ankomme und die sich gleich um mich bemühen, da geht es mir schon wieder besser. Wenn ich aber noch 'ne Weile liegen muss, dann steigert sich das wieder. Die Schmerzen und die Beklemmungen. Aber sobald ich merke, der Arzt ist da, dann geht's mir wieder besser.

Veränderungen in der ICD-11

Die Weltgesundheitsorganisation erarbeitet aktuell die 11. Revision der Internationalen Klassifikation von Krankheiten und verwandter Gesundheitsprobleme, die voraussichtlich 2018 erscheinen wird. Insgesamt ist eine Annäherung an die Diagnosekriterien der fünften Auflage des Diagnostischen und Statistischen Manuals der American Psychiatric Association (DSM-5) erwünscht und an vielen Stellen umgesetzt worden. Für die Panikstörung weisen die geplanten Diagnosekriterien in ICD-11 keine grundsätzlichen konzeptuellen Veränderungen auf. Die überarbeiteten Kriterien betonen nun stärker, dass die Hauptbefürchtung von Patienten mit Panikstörung die Sorge über das Wiederauftreten von Panikanfällen und ihre Bedeutung betrifft. Weitere kleinere Veränderungen betreffen die Anzahl der Symptome: So werden nicht mehr mindestens vier Symptome aus einer Liste charakteristischer Paniksymptome gefordert und die charakteristischen Paniksymptome wurden leicht verändert (z. B. Wegfall von Mundtrockenheit, Hinzunahme von Hitze-/Kältewallung und Parästhesien).

1.2.2 Agoraphobie

Fallbeispiel: „... zu Hause passiert mir nichts."

Pat.: Am Schlimmsten war es mit den Ängsten, als ich überhaupt nicht mehr aus dem Haus ging.

Th.: Wie lang war das nach dem ersten Angstanfall?

Pat.: Das weiß ich jetzt nicht mehr ganz genau. Es hat schon eine Weile gedauert. Aber das kam dann so kurz hintereinander und ich habe dann festgestellt, wenn ich irgendwo war, hatte ich den Drang, nach Hause zu fahren, weil zu Hause fühle ich mich am sichersten, und als ich zu Hause dann ankam, haben wir dann immer den Notarzt geholt, kam drauf an, ob es Wochenende war. Oder die erste Zeit bin ich mit meinem Mann zum Arzt gefahren. Dass der wieder EKG und alles andere kontrolliert hatte. Und es war ja jedes Mal überhaupt nichts. Noch nicht einmal Rhythmusstörungen, während ich da war, gar nichts. Und ich habe dann natürlich festgestellt, dass, wenn ich zu Hause war, mir nichts passierte. Also bin ich zu Hause geblieben und möglichst auch in einem Zimmer. Da habe ich mich am wohlsten gefühlt. Geborgen.

Th.: Wo waren Sie denn da, in welchem Zimmer?

Pat.: Wir hatten ein Gästezimmer, das war auch noch eingerichtet als Nähzimmer, weil Nähen mein Hobby ist. Und es war ein Fernseher mit drin. Also, es war alles drin. Eine Schlafcouch. Also, außer zum Essen musste ich das Zimmer nicht verlassen. Und im ersten Stock im Haus, also nicht im Parterre, so mittendrin.

Th.: Warum haben Sie sich ausgerechnet mittendrin am wohlsten gefühlt?

Pat.: Na, das Zimmer war nicht so groß, das war mehr ein kleines Zimmer. In kleinen Räumen fühle ich mich immer geborgener. Das war richtig klein und gemütlich. Und eben im Wohnzimmer und Esszimmer war alles so offen. Da fühle ich mich nicht so geborgen.

Viele der Patienten mit Panikanfällen entwickeln im Laufe der Zeit Vermeidungsverhalten. Sie beginnen, Orte zu vermeiden, an denen Panikanfälle aufgetreten waren oder an denen im Falle eines Panikanfalls Flucht schwierig oder peinlich wäre. Das Vermeidungsverhalten kann eng umgrenzt sein, kann aber auch in extremen Fällen so stark generalisieren, dass die Betroffenen ohne Begleitung das Haus nicht mehr verlassen können. In seltenen Fällen zeigen die Betroffenen kein offenes Vermeidungsverhalten, sondern ertragen die gefürchteten Situationen unter starker Angst.

Unter dem Begriff der Agoraphobie wird die Vielzahl der Situationen, die diese Patienten vermeiden bzw. fürchten, zusammengefasst. Agoraphobie in diesem Sinne bezeichnet also nicht nur große, offene Plätze, wie dies vielleicht der griechische Begriff „Agora“ nahelegen mag, sondern eine Reihe öffentlicher Orte und Menschenansammlungen. Typische Situationen, die von Menschen mit Agoraphobie vermieden oder nur mit starker Angst ertragen werden, sind Kaufhäuser, Kinos, Restaurants, öffentliche Verkehrsmittel, Autofahren, Fahrstühle oder Höhen. Das Gemeinsame dieser Situationen ist nicht ein bestimmtes Merkmal der Situation an sich, sondern dass im Falle ausgeprägter Angst die Situation nur schwer zu verlassen wäre oder keine Hilfe zur Verfügung stünde oder es sehr peinlich wäre, die Situation zu verlassen. Deshalb werden von Agoraphobikern vor allem die Situationen als bedrohlich erlebt, die eine Entfernung von „sicheren“ Orten (meist ihr Zuhause) oder eine Einschränkung ihrer Bewegungsfreiheit bedeuten. Manche Autoren umschreiben agoraphobische Situationen auch mit der Metapher „in der Falle sitzen“ („trapped“).

Angst vor Entfernung von sicheren Orten

Die meisten Patienten mit Agoraphobie berichten, in Begleitung die gefürchteten Situationen besser ertragen zu können. Auch sogenannte „Sicherheitssignale“ helfen den Patienten, die phobischen Situationen zu bewältigen und die Angst zu reduzieren. Typische Sicherheitssignale sind das Mitsichtragen von Medikamenten, Riechsubstanzen, Entspannungsformeln, das Handy oder die Telefonnummer des Arztes. Im Falle starker Angst können diese Dinge benutzt werden, um die Angst zu reduzieren.

Sicherheitssignale

Diagnosekriterien der Agoraphobie (F40.0) nach ICD-10
A. Eine deutliche und anhaltende Furcht vor oder Vermeidung von mindestens zwei der folgenden Situationen: • Menschenmengen • öffentliche Plätze • alleine Reisen • Reisen mit weiterer Entfernung von zu Hause B. Mindestens einmal nach dem Beginn der Störung müssen mindestens zwei Angstsymptome der Panik-Symptomliste[2] (vgl. Kasten Panikstörung, S. 5–6) gleichzeitig vorhanden gewesen sein. Ein Symptom muss dabei aus der Gruppe der ersten vier Symptome stammen. C. Die Betroffenen müssen sich durch das Vermeidungsverhalten oder die Angstsymptome sehr belastet fühlen und haben die Einsicht, dass ihr Verhalten übertrieben und unvernünftig ist. D. Die Symptome müssen sich ausschließlich oder vornehmlich auf die gefürchteten Situationen oder Gedanken an sie beschränken. E. Ausschlusskriterium: Die Furcht oder Vermeidung darf nicht durch Wahn, Halluzinationen oder andere Symptome organischer psychischer Störungen, Schizophrenien, affektive Störungen oder Zwangsstörung bedingt sein. Sie dürfen auch nicht Folge einer kulturell akzeptierten Anschauung sein (z. B. Frauen, die in islamischen Kulturen das Haus nicht alleine verlassen dürfen). Je nachdem, ob gleichzeitig zur Agoraphobie eine Panikstörung vorliegt, wird die Diagnose „Agoraphobie ohne Panikstörung (F40.00)“ oder „Agoraphobie mit Panikstörung (40.01)“ gestellt.

Veränderungen in ICD-11

Panikanfälle bei allen Angststörungen

Im Unterschied zur Panikstörung nimmt die ICD-11 konzeptuelle Veränderungen bei der Definition der Agoraphobie vor. So ist die Agoraphobie der Panikstörung nun nicht mehr übergeordnet und es können beide Störungen gleichzeitig diagnostiziert werden. Neu kann bei der Diagnose Agoraphobie bestimmt werden, ob Panikanfälle auftreten, die durch agoraphobische Situationen ausgelöst werden („qualifier: with panic attacks“). Hiermit soll der Beobachtung Rechnung getragen werden, dass Panikanfälle auch im Kontext anderer Angststörungen und nicht nur bei einer Panikstörung auftreten. Es wird festgelegt, dass unerwartete Panikanfälle für die Panikstörung und situationsgebundene Panikanfälle für Agoraphobie, aber auch Spezifische Phobie, Soziale Phobie, Generalisierte Angststörung oder Störung

2 Zusätzlich wird die Liste der Symptome bei der Agoraphobie um die Symptome 13. Hitzewallungen oder Kälteschauer und 14. Gefühllosigkeit oder Kribbelgefühl ergänzt.

mit Trennungsangst charakteristisch sein können. Diese Erweiterung der Definition von Panikanfällen macht eine Abkehr von der ursprünglich klaren Trennung von Panikanfällen und phobischer Angst deutlich, die aufgrund systematischer Forschung so nicht haltbar war. Kleinere Veränderungen betreffen folgende Punkte: In der ICD-11 wird im Unterschied zur ICD-10 kein festgelegtes Cluster von agoraphobischen Situationen mehr gefordert, das von den Betroffen gefürchtet oder vermieden werden muss. Stattdessen wird eine allgemeine Charakterisierung agoraphobischer Situationen festgelegt. Danach müssen sich die Angst oder Vermeidung auf Orte beziehen, von denen eine Flucht schwierig oder wo Hilfe nicht erreichbar sein könnte. Diese Veränderung ermöglicht zudem, der großen Varianz von agoraphobischen Situationen in unterschiedlich entwickelten Ländern Rechnung zu tragen. Neu wird zudem ein Kriterium eingeführt, dass die Belastung oder Einschränkung der Betroffenen durch die Agoraphobie fordert.

1.3 Epidemiologische Daten

Seit 1980, dem Jahr der Einführung der modernen operationalisierten Diagnostik im DSM-III, wurden große epidemiologische Studien durchgeführt (u. a. Kessler, Petukhova, Sampson, Zaslavsky & Wittchen, 2012). Dabei ergaben sich durchweg hohe Prävalenzen für die Panikstörung und die Agoraphobie. Schwankungen zwischen den verschiedenen Studien beruhen vor allem auf unterschiedlichen Methoden (z. B. Stichprobenzusammensetzung, Diagnosekriterien, Diagnoseinstrumente etc.). Tabelle 2 gibt einen Überblick zu Prävalenz, Inzidenz, Geschlechterverteilung und Störungsbeginn der Panikstörung und Agoraphobie.

Tabelle 2: Epidemiologische Daten zur Panikstörung und Agoraphobie

	Panikstörung	**Agoraphobie ohne Panikstörung**
12-Monatsprävalenz	1,8 %	1,3 %
Lebenszeit-Erkrankungsrisiko	6,8 %	3,7 %
Beginn der Störung (MW)	24 Jahre	28 Jahre
Geschlechterverteilung (w:m)	2:1	2:1

Die Streuungen bzgl. des Beginns der Störungen sind sehr groß. Bei Männern scheint es außerdem einen zweiten Gipfel des Erstauftretens von Panikanfällen jenseits des 40. Lebensjahres zu geben. Generell kann der erste Panikanfall sowohl in der frühen Kindheit als auch im späten Erwachsenen-

Panikanfälle und Agoraphobie im Kindes- und Jugendalter

alter liegen. Eine Reihe von Studien hat mittlerweile Panikanfälle und Agoraphobien auch im Kindes- und Jugendalter belegt. Bezüglich der Geschlechterverteilung, der Symptome und der Komorbidität ist die Panikstörung im Kindes- und Jugendalter derjenigen im Erwachsenenalter sehr ähnlich.

1.4 Verlauf und Prognose

Viele Folgeprobleme

Der Verlauf der Störungen ist ungünstig und Spontanremissionen treten selten auf. Häufige Folgeprobleme sind affektive Störungen sowie Alkohol- oder Medikamentenmissbrauch, der meist als fehlgeschlagener Selbstbehandlungsversuch aufgefasst wird. Generell findet sich eine starke psychosoziale Beeinträchtigung und ein hohes Inanspruchnahmeverhalten in Bezug auf das Gesundheitssystem. Basierend auf den Daten der „Global Burden of Disease Study" stehen Angststörungen an sechster Stelle bei den Ursachen für Lebensjahre mit Beeinträchtigung aufgrund von Krankheit. In mehreren Studien zeigte sich die Störung mit Trennungsangst als bedeutsamer Risikofaktor für die Entwicklung von Panikstörung und Agoraphobie. Unspezifische Risikofaktoren für die Entwicklung von Panikstörung und Agoraphobie sind Misshandlung in der Kindheit, körperliche Bestrafung in der Kindheit, elterliche Psychopathologie, ein behütender oder übermäßig strenger Erziehungsstil und ein geringer sozioökonomischer Status (Craske & Stein, 2016).

1.5 Differenzialdiagnostische Aspekte

Herausarbeiten zentraler Befürchtungen

Ein klinisch wichtiger Aspekt der differenzialdiagnostischen Einordnung von Panikanfällen und phobischen Ängsten ist der Kontext, in dem sie auftreten. So kommen Panikanfälle u. a. auch im Rahmen von Sozialen Phobien (DSM-5: Soziale Angststörung), Spezifischen Phobien, Zwangssyndromen oder Posttraumatischer Belastungsreaktion vor. Eine gute Abgrenzung der Panikstörung und Agoraphobie von anderen Ängsten ist in solchen Fällen über die zentrale Befürchtung während des Anfalls möglich. Im Unterschied zu den zuvor genannten Beschwerdebildern beinhaltet ein Panikanfall im Kontext einer Panikstörung und Agoraphobie zumeist die Furcht vor einer körperlichen oder geistigen Katastrophe.

Angst vor Bewertung und Blamage

Die *Soziale Phobie* hingegen ist gekennzeichnet durch die Angst vor Bewertung, Peinlichkeit oder Blamage und bezieht sich ausschließlich auf soziale Situationen wie öffentliches Sprechen, fremde Menschen ansprechen etc. Es gibt jedoch eine Reihe von Situationen, die sowohl von Personen mit einer Sozialen Phobie als auch von Personen mit Agoraphobie als bedrohlich eingeschätzt werden. So kann z. B. eine Person mit einer Sozialen Phobie Kaufhäuser vermeiden, da sie Angst hat, im Kaufhaus angesprochen zu werden und sich dann lächerlich zu machen. Eine Person mit Agoraphobie hingegen fürchtet das Kaufhaus, da sie Angst hat, dass im Falle eines unwillkürlich auftretenden Angstanfalls Hilfe nicht rechtzeitig kommen bzw. die Flucht aus dem Kaufhaus schwierig oder peinlich sein könnte.

Die Abgrenzung der *Spezifischen Phobie* von der Agoraphobie mit/ohne Panikstörung erfolgt in der ICD-10 v. a. über die Art der gefürchteten Situation. So sind typische Objekte und Situationen Spezifischer Phobien Tiere, Höhen, Donner, Fliegen, kleine geschlossene Räume, Anblick von Blut oder Verletzungen, Zahnarzt- und Krankenhausbesuche. Ein weiteres differenzierendes Kriterium kann der Angstinhalt sein. Während bei der Agoraphobie die Angst vor dem Panikanfall und seinen Folgen im Vordergrund steht, ist der Angstinhalt bei der Spezifischen Phobie meist an Aspekte der gefürchteten Situation gebunden (z. B. „der Fahrstuhl könnte abstürzen", „ich könnte von der Brücke stürzen").

Angst vor umgrenzten Situationen

Beachte:

Bei Patienten mit einer Blutphobie kann es während der Angstreaktion zu einer Ohnmachtsreaktion kommen. Das therapeutische Vorgehen, das speziell auf die Behandlung der Ohnmacht bei Blutphobie eingeht, wird im Kapitel 4.5.4 kurz beschrieben und kann in Band 50 dieser Reihe zur „Blut-, Spritzen-Verletzungsphobie" (Schienle & Leutgeb, 2012) detailliert nachgelesen werden.

Panikanfälle und Vermeidung treten auch im Rahmen einer *Zwangsstörung* oder *Posttraumatischen Belastungsstörung* auf. Bei der Zwangsstörung steht die Angst vor der Konfrontation mit einem Objekt der Zwangsvorstellung (z. B. Konfrontation mit Schmutz, bei zwanghafter Angst vor Kontamination) im Mittelpunkt. Bei der Posttraumatischen Belastungsstörung wird die Angst oder Vermeidung durch Reize ausgelöst, die an das Trauma erinnern.

Bei schweren *Depressionen* kann es ebenfalls zu einer deutlichen Einschränkung des Aktionsradius kommen. Hier ist der entscheidende Unterschied zur Agoraphobie, dass die betreffende Person sich in der kritischen Situation überfordert fühlt, die Situation aufzusuchen. Es steht weniger das Erleben intensiver Angst und Erregung bei dem Gedanken an die Situation im Vordergrund, sondern vielmehr das Gefühl von Hoffnungs- und Energielosigkeit.

Die Abgrenzung zu Hypochondrie und Somatisierungsstörung (DSM-5: Krankheitsangststörung und Somatische Belastungsstörung) kann manchmal schwierig sein, da auch hier Sorgen und Angst vor der Bedeutung körperlicher Beschwerden zum Symptombild gehören. Die *Hypochondrie* ist durch die Furcht bzw. Überzeugung gekennzeichnet, an einer schweren Krankheit zu leiden, die hinter den Symptomen vermutet wird. Bei den *Somatisierungsstörungen* steht die Präokkupation mit rezidivierenden, multiplen, klinisch bedeutsamen Symptomen im Vordergrund. Im Unterschied zur Panikstörung treten jedoch bei beiden Störungsbildern die körperlichen Symptome nicht ausschließlich abrupt und anfallsweise auf.

Aufgrund des Vorherrschens körperlicher Symptome bei der Panikstörung und der Agoraphobie ist darüber hinaus eine sorgfältige Abklärung einer *organischen Differenzialdiagnose* notwendig (vgl. Kap. 3.3). Viele der körperlichen Symptome können auch durch organische Erkrankungen verursacht sein, z. B. durch Hyper- und Hypothyreose (Schilddrüsenüber- und -unterfunktion), Phäochromozytome (Tumore des Nebennierenmarks) oder kardiovaskuläre (z. B. Angina, Myokardinfarkt) und respiratorische (z. B. Asthma) Erkrankungen. Einige Autoren weisen jedoch in diesem Zusammenhang darauf hin, dass eine organische Verursachung der Symptome nicht notwendigerweise einen Ausschluss der Panikstörung bedeuten muss. Diese Sichtweise wurde in das DSM übernommen und es wird in diesem Fall die Diagnose „Angststörung aufgrund eines Medizinischen Krankheitsfaktors mit Panikattacken“ kodiert.

Beachte:

Eine genaue Differenzialdiagnose ist kein Selbstzweck, sondern ein Muss für die erfolgreiche Angstbehandlung. So erfordert beispielsweise eine Soziale Phobie oder eine Hypochondrie ein anderes therapeutisches Vorgehen als die Agoraphobie (vgl. hierzu Kapitel 4.5 bzw. die entsprechenden Bände der „Fortschritte-Reihe“).

1.6 Komorbidität

Komorbidität ist die Regel

Epidemiologische Studien zeigen übereinstimmend eine hohe Komorbidität der Panikstörung und Agoraphobie mit anderen Angststörungen sowie Depressionen, Somatoformen Störungen und Substanzbezogenen Störungen. „Pure“ Panikstörungen ohne jegliche komorbide Störungen sind selten zu beobachten. Die depressiven Episoden entwickeln sich relativ rasch nach dem Beginn der Panikstörung und können als Ausdruck der starken emotionalen Beeinträchtigung der Patienten durch die Angststörung verstanden werden. Des Weiteren finden verschiedene Studien Komorbiditäten mit körperlichen Erkrankungen wie kardiovaskuläre und respiratorische Syndrome, vestibuläre Fehlfunktion, Kopfschmerzen und Reizdarmsyndrom. Hinweise zum Umgang mit komorbiden Störungsbildern in der Angstbehandlung werden im Kapitel 3.5 gegeben.

1.7 Diagnostische Verfahren und Dokumentationshilfen

Es existiert eine Fülle von Fragebogen und Ratingskalen zu sehr unterschiedlichen Bereichen, deren Darstellung den hier gestellten Rahmen sprengen würde. Bei der Auswahl der im Folgenden genannten Fragebogen orientierten wir uns daran, inwieweit der Fragebogen nützliche Informationen für den diagnostischen bzw. therapeutischen Prozess erfasst und schlossen solche Fragebogen aus, die in erster Linie zur Prüfung wissenschaftlicher Fragestellungen entwickelt wurden oder allgemeine Persönlichkeitsaspekte erfassen, die für verhaltenstherapeutisches Vorgehen weniger bedeutsam sind. Weiterhin möchten wir an dieser Stelle nicht auf Konstruktion oder Gütekriterien der Fragebogen eingehen. Angaben hierzu sind unter der jeweils zitierten Literatur zu finden. Tabelle 3 gibt einen Überblick über Fragebogen zu Panikstörung und Agoraphobie, die sich unserer Meinung nach für ein verhaltenstherapeutisches Vorgehen als sinnvoll erwiesen haben.

Tabelle 3: Fragebogen zur Erfassung von Panikanfällen und Agoraphobie (Ehlers, Margraf & Chambless, 2001)

Fragebogen/Ratingskalen		Beschreibung	Altersbereich	Dauer
ACQ	Fragebogen zu angstbezogenen Kognitionen	14 Items; Ausmaß angstbezogener Kognitionen wie körperliche Krisen, Kontrollverlust; Vermeidung	ab 16 Jahren	3 Min.
BSQ	Fragebogen zur Angst vor körperlichen Symptomen	17 Items; Ausmaß der Angst vor der Angst und der Angst vor körperlichen Symptomen	ab 16 Jahren	3 Min.
MI	Mobilitätsinventar	27 Items; Ausmaß agoraphobischen Vermeidungsverhaltens; Einschätzung einmal mit und einmal ohne Begleitung	ab 16 Jahren	4 Min.

Zielerreichungsskala

Für die Therapieplanung ist es sinnvoll, eine sogenannte „Zielerreichungsskalierung“ vorzunehmen (vgl. Arbeitsblatt im Anhang, S. 77–78). Dabei werden zusammen mit dem Patienten ganz konkrete Behandlungsziele festgelegt. Für jedes Behandlungsziel wird der zu erreichende Endzustand genau beschrieben. Hierdurch wird die Zielsetzung und Aufgabenstellung des therapeutischen Prozesses konkretisiert. Die dafür notwendige Operationalisierung kann gerade bei Patienten mit zunächst wenig strukturierten Problemen von Nutzen sein. Am Ende der Therapie können Patient und Therapeut unabhängig voneinander das Ausmaß der Zielerreichung einschätzen.

Weiterhin ist es nützlich, sich einen Eindruck von dem Ausmaß der Belastung bzw. Einschränkung durch die vorliegenden Probleme des Patienten zu

Name: ______________________________ *Datum:* ______________

Belastung/Einschränkung

Bitte geben Sie auf dieser Seite an, wie stark Sie durch Ihr Angstproblem in Ihrer Arbeit, Ausbildung und Freizeit sowie in Ihrem Sozialleben und bei häuslichen Pflichten beeinträchtigt werden bzw. sich eingeschränkt fühlen. Kreuzen Sie zu diesem Zweck für jeden der drei folgenden Bereiche die Zahl an, die am besten auf Sie zutrifft. Die Bedeutungen der Zahlen sind jeweils unter den Zahlen angegeben.

1. Arbeit oder Ausbildung

(Falls Sie keine Vollzeit- oder Teilzeitarbeit haben und auch nicht in einer Ausbildung stehen, streichen Sie bitte die ganze Skala durch.)

Schätzen Sie Ihre Beeinträchtigung bei Arbeit oder Ausbildung auf dieser 0-4 Skala ein:

0	1	2	3	4
/.	./.	./.	./.	./
gar nicht	ein wenig	mäßig	schwer	sehr schwer massiv beeinträchtigt (kann nicht arbeiten)

2. Freizeit bzw. Sozialleben

(Zum Beispiel Zusammenkünfte mit Freunden, Feste, Ausgehen, Unterhaltung, Theater, Kino, Konzerte, Besuche, Vereine, Sport, Urlaub etc.)

Schätzen Sie Ihre Beeinträchtigung in Ihrer Freizeit auf dieser 0-4 Skala ein:

0	1	2	3	4
/.	./.	./.	./.	./
gar nicht	ein wenig	mäßig	schwer	sehr schwer massiv beeinträchtigt (kann nichts davon tun)

3. Familienleben und häusliche Pflichten

(Zum Beispiel Ihr Verhältnis zu anderen Familienmitgliedern, Hausarbeiten, Rechnungen bezahlen, Einkaufen, Besorgungen, Saubermachen etc.)

Schätzen Sie Ihre Beeinträchtigung in Familienleben oder häuslichen Pflichten auf dieser 0-4 Skala ein:

0	1	2	3	4
/.	./.	./.	./.	./
gar nicht	ein wenig	mäßig	schwer	sehr schwer massiv beeinträchtigt (kann nichts davon tun)

Abbildung 1: Beeinträchtigungsratings für die Lebensbereiche „Arbeit", „Freizeit" und „Familienleben" (nach Margraf & Schneider, 1990)

verschaffen. Da dies über verschiedene Lebensbereiche hinweg stark variieren kann, sollten diese Bereiche getrennt betrachtet werden. Abbildung 1 zeigt eine Standardform für die Einschätzung der Beeinträchtigung in den Lebensbereichen Arbeit oder Ausbildung, Freizeit bzw. Sozialleben sowie Familienleben und häusliche Pflichten. Diese Beeinträchtigungsratings sollten zu Beginn und am Ende der Therapie dem Patienten vorgegeben werden, um das Ausmaß der Veränderung durch die Behandlung abzubilden.

Beeinträchtigungen bei Arbeit, Ausbildung und Freizeit

Zur direkten Erfassung des Therapieerfolgs hat sich unserer Erfahrung nach die allgemeine Beurteilung des Therapieerfolgs durch den Patienten und den Therapeuten bewährt. Patient und Therapeut werden dabei auf einer siebenstufigen Skala gebeten anzugeben, wie stark sich der Zustand des Patienten im Vergleich zu Therapiebeginn verbessert bzw. verschlechtert hat. Abbildung 2 zeigt das von uns verwendete globale Erfolgsrating. Bei der Erhebung eines globalen Erfolgsmaßes ist es wichtig, sowohl Verbesserungen als auch Verschlechterungen durch die Therapie vorzusehen. Ein Erfolgsrating, das lediglich Verbesserungen durch die Therapie gibt, würde die Ergebnisse erheblich verzerren.

Messung des Therapieerfolgs

Allgemeine Beurteilung

Bitte geben Sie auf dieser Seite an, wie Sie sich heute im Vergleich **zum Beginn der Therapie** fühlen. Kreuzen Sie zu diesem Zweck die Zahl an, die am besten auf Sie zutrifft. Die Bedeutungen der Zahlen sind jeweils unter den Zahlen angegeben.

Im Vergleich zum Beginn der Therapie fühle ich mich:

1 . . . . . 2 . . . . . 3 . . . . 4 . . . . 5 . . . . 6 7

sehr viel — viel — etwas — unverändert — etwas — viel — sehr viel

besser — schlechter

Einschätzung Therapieerfolg (Therapeut)

Bitte geben Sie auf dieser Seite an, inwieweit sich aus Ihrer Sicht der Zustand des Patienten **seit Therapiebeginn** verändert hat.

Im Vergleich zum Beginn der Therapie geht es dem Patienten heute

1 . . . . . 2 . . . . . 3 . . . . 4 . . . . 5 . . . . 6 7

sehr viel — viel — etwas — unverändert — etwas — viel — sehr viel

besser — schlechter

Abbildung 2: Globale Einschätzung des Therapieerfolgs durch den Patienten und den Therapeuten

2 Störungstheorien und -modelle

In diesem Abschnitt wird auf die wichtigsten psychologischen Modellvorstellungen zur Panikstörung und Agoraphobie eingegangen, die der kognitiven Verhaltenstherapie dieser Störungen zugrunde liegen.

2.1 Das psychophysiologische Modell der Panikstörung

Positiver Rückkoppelungsprozess

In Reaktion auf die ursprünglich rein „biologischen“ Modelle der Panikstörung entwickelten verschiedene Forschergruppen psychologische bzw. psychophysiologische oder kognitive Modellvorstellungen. Die gemeinsame zentrale Annahme dieser Ansätze besagt, dass Panikanfälle durch positive Rückkoppelung zwischen körperlichen Symptomen, deren Assoziation mit Gefahr und der daraus resultierenden Angstreaktion entstehen. Die Panikreaktion wird in diesen Modellen als eine besonders intensive Form der Angst verstanden und unterscheidet sich nicht qualitativ von anderen Angstreaktionen. Im Folgenden soll das psychophysiologische Modell ge-

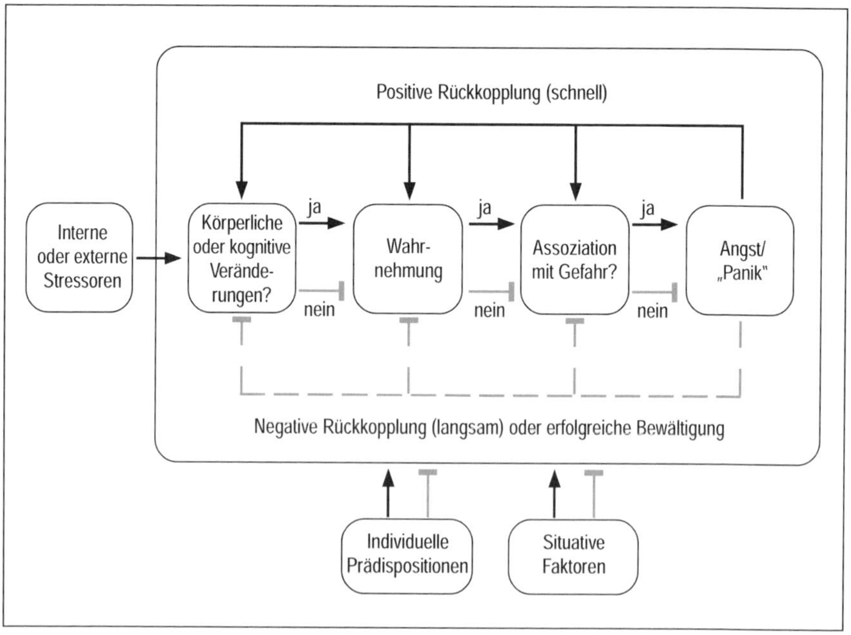

Abbildung 3: Grafische Darstellung des psychophysiologischen Modells (modifiziert nach Ehlers & Margraf, 1989)

nauer dargestellt werden (vgl. hierzu Ehlers & Margraf, 1989; Margraf & Ehlers, 1989). Abbildung 3 zeigt eine grafische Darstellung dieses Modells. Die durchgezogenen Linien stellen den positiven Rückkopplungskreis dar, der an jeder seiner Komponenten beginnen kann.

Ein psychophysiologischer Teufelskreis: Der Aufschaukelungsprozess bei Panikanfällen

Physiologische oder psychologische Veränderung

Typischerweise beginnt ein Panikanfall mit einer physiologischen (z. B. Herzklopfen, Schwitzen, Schwindel) oder psychischen (z. B. Gedankenrasen, Konzentrationsprobleme) Veränderung, die Folge sehr unterschiedlicher Ursachen sein können (z. B. Erregung, körperliche Anstrengung, Koffeineinnahme, Hitze etc.). Die Veränderungen müssen von der betreffenden Person wahrgenommen und mit Gefahr assoziiert werden. Auf die wahrgenommene Bedrohung wird mit Angst bzw. Panik reagiert, die zu weiteren physiologischen Veränderungen, körperlichen und/oder kognitiven Symptomen führt. Werden diese Symptome wiederum wahrgenommen und mit Gefahr assoziiert, kommt es zu einer Steigerung der Angst. Dieser Rückkoppelungsprozess, der in der Regel sehr schnell abläuft, kann mehrmals durchlaufen werden.

Eine explizite Trennung von internen Vorgängen und Wahrnehmung ist nötig, da keine Eins-zu-eins-Zuordnung besteht. Zum Beispiel kann eine Person nach dem Zubettgehen einen beschleunigten Herzschlag allein deshalb empfinden, weil die veränderte Körperposition ihre Herzwahrnehmung verbessert. Die positive Rückkoppelung würde in diesem Fall also bei der Wahrnehmung beginnen. Auch der Begriff der Assoziation wurde bewusst gewählt, um der breiten Palette möglicher Mechanismen von interozeptiver Konditionierung bis zu bewussten Interpretationsvorgängen Rechnung zu tragen.

Reduktion der Angst

Habituation, Ermüdung, Bewältigung

Dem psychophysiologischen Modell zufolge kann der Panikanfall auf zwei Arten beendet werden: durch die wahrgenommene Verfügbarkeit von Bewältigungsmöglichkeiten und durch automatisch einsetzende negative Rückkoppelungsprozesse (gestrichelte Linie in Abb. 3). Beide Arten wirken auf alle Komponenten des Modells. Beispiele für negative Rückkoppelungsprozesse sind Habituation und Ermüdung sowie der respiratorische Reflex bei Hyperventilation. Die wichtigsten Bewältigungsstrategien sind Hilfe suchendes und Vermeidungsverhalten. Aber auch Verhaltensweisen wie flaches Atmen, Ablenkung auf externe Reize, Reattribution von Körperempfindungen führen zu einer Angstreduktion. Ein Versagen der Bewältigungsversuche hingegen führt zu einem weiteren Angstanstieg.

Einflussgrößen auf den Aufschaukelungsprozess

Kurzfristige Einflussgrößen

Langfristige Einflussgrößen

Auf die Rückkoppelungsprozesse können verschiedene angstmodulierende Faktoren einwirken. Eher kurzfristig wirken momentane psychische und physiologische Zustände (z. B. generelles Angstniveau, intensive positive und negative affektive Zustände wie z. B. Freude, Ärger, körperliche Erschöpfung, Säure-Basen-Gleichgewicht des Blutes, hormonelle Schwankungen etc.) und momentane situative Faktoren (z. B. Hitze, körperliche Aktivität, Veränderung der Körperposition, Rauchen, Einnahme von Koffein, Medikamenten oder Drogen, Anwesenheit von Sicherheitssignalen). Eher längerfristig wirken relativ überdauernde situative Einflüsse (z. B. langanhaltende schwierige Lebenssituationen, belastende Lebensereignisse oder auch Reaktionen anderer z. B. wichtiger Bezugspersonen, die nahelegen, dass bestimmte Symptome potenziell gefährlich sein können) und individuelle Prädispositionen einer Person, die bereits vor dem ersten Panikanfall bestehen, sich aber auch erst im Verlauf der Störung ausbilden können. Beispiele sind Aufmerksamkeitszuwendungen auf Gefahrenreize und eine bessere Interozeptionsfähigkeit. Solche Prädispositionen können genetisch bedingt sein, können aber auch durch Lernerfahrungen (v. a. Modelllernen) in der Kindheit erworben werden. Zusätzlich kann die Sorge, weitere Panikanfälle zu erleben, zu einem tonisch erhöhten Niveau von Angst und Erregung führen. Weiterhin können die individuelle Lerngeschichte oder kognitive Stile die Assoziation körperlicher oder kognitiver Veränderungen mit unmittelbarer Gefahr beeinflussen. Bildgebungsstudien weisen darauf hin, dass Angstpatienten bei der Verarbeitung emotionaler Reize eine Überaktivierung der limbischen Region (insbesondere Amygdala und Insula) und eine abweichende funktionale Konnektivität dieser Regionen untereinander sowie vermutlich mit anderen inhibitorischen Hirnregionen, wie z. B. medialer Präfrontalkortex, zeigen (Craske & Stein, 2016). Alle diese Prozesse wie auch mangelnde körperliche Fitness sind Einflussgrößen auf den Aufschaukelungsprozess und können dessen Beginn begünstigen.

Beachte:

Der Teufelskreis bei Panikanfällen stellt das zentrale Erklärungsmodell zur Aufrechterhaltung von Panikanfällen dar und dient der Ableitung der einzelnen Behandlungsschritte.

2.2 Die moderne Lerntheorie der Panikstörung

Die von Bouton, Mineka und Barlow (2001) publizierte „moderne Lerntheorie der Panikstörung" bietet eine interessante Alternative zu den kognitiven Erklärungsansätzen. Aufbauend auf Forschungsbefunden zur Konditionierung von Emotionen formulierten Bouton und Kollegen eine Lerntheorie der Panikstörung. In diesem Modell wird zwischen Panik und Angst unterschieden. Unter Panik wird eine subjektiv empfundene starke Furcht bzw. ein subjektiv empfundenes drohendes Unheil verstanden, die durch eine starke autonome Erregung und eine ausgeprägte Kampf-/Flucht-Reaktion gekennzeichnet ist. Angst hingegen stellt eine angespannte Erwartungshaltung bezüglich einer zukünftigen Gefahr dar, die häufig durch somatische Symptome der Anspannung oder dysphorische Gefühle charakterisiert sei. Angst wird also als ein antizipatorischer emotionaler Zustand verstanden, der das Individuum auf einen möglichen nächsten Panikanfall vorbereitet, während Panik ein emotionaler Zustand ist, der den Umgang mit einem aktuell stattfinden traumatischen Ereignis abbildet.

Panik eine starke Furchtreaktion

Es wird weiterhin zwischen „falschem“ Alarm, einer starken Furchtreaktion ohne reale Gefahr, und „richtigem“ Alarm, einer Furchtreaktion bei realer Gefahr, unterschieden. Mit dieser Unterscheidung wollen die Autoren wohl der früheren Kritik an klassischen Konditionierungsmodellen zum Erwerb von Furchtreaktionen Rechnung tragen, die besagen, dass viele Angstpatienten keine traumatische (also real bedrohliche) Erfahrung mit der gefürchteten Situation berichten können. Wird eine Alarmreaktion, „falscher“ oder „richtiger“ Art, mit externalen oder internalen Reizen assoziiert bzw. konditioniert, wird sie zu einer „erlernten“ Alarmreaktion. Die Autoren weisen darauf hin, dass es für eine gute Anpassung eines Individuums an seine Umwelt äußerst sinnvoll ist, emotionale Reaktionen schnell mit diskreten Umgebungsreizen zu assoziieren. Ein Panikanfall stellt diesem Modell zufolge eine unkonditionierte Furcht zum falschen Zeitpunkt dar, die wiederum eine unspezifische Reaktion auf Stress sei. „Falsche“ Alarme können Ausgangspunkt für die Entwicklung einer Panikstörung sein. Das Auftreten von „falschen“ Alarmen, welche von „gelernten“ Alarmen gefolgt sind, ist jedoch solange nicht pathologisch wie diese Alarme selten auftreten und keine Angst vor dem Auftreten weiterer Alarme entwickelt wird.

Panikreaktionen sind richtige oder falsche Alarme

Antizipatorischer, emotionaler Zustand

Der entscheidende Schritt für die Entwicklung einer Panikstörung ist dem Modell zufolge, dass durch das Auftreten eines Panikanfalls ursprünglich neutrale extero- und interozeptive Reize (z. B. Herzklopfen) mit Angst (und manchmal auch Panik) assoziiert werden (klassische Konditionierung). Dieser Konditionierungsvorgang würde v. a. bei den Personen stattfinden, die für den Erwerb dieser Assoziation vulnerabel seien. Durch die konditionierte Angst wird das Auftreten eines weiteren Panikanfalls wiederum wahrscheinlicher, wodurch die Entwicklung einer Panikstörung in Gang gesetzt wird. Bouton und Kollegen (2001) betonen hierbei, dass die moderne Konditionierungsforschung zeige, dass ein solches Emotionslernen ohne irgendeine Art von bewusstem Lernen stattfinden kann.

Beachte:

Die moderne Lerntheorie der Panikstörung ist eine sinnvolle Ergänzung zu kognitiven bzw. psychophysiologischen Erklärungsmodellen der Panikstörung, da sie den Fokus auf die Entstehung der Panikstörung sowie die Auslösung einzelner Panikanfälle legt.

2.3 Die Zwei-Faktoren-Theorie zur Erklärung der Agoraphobie

Konditionierung von Phobien

Den für die verhaltenstherapeutische Behandlung von Phobien wohl einflussreichsten Ansatz stellt die sogenannte Zwei-Faktoren-Theorie Mowrers (1960) dar. Bei den beiden Faktoren handelt es sich um die klassische und die operante Konditionierung. Mowrer nahm an, dass bei Phobien ursprünglich neutrale Reize (z. B. Kaufhaus) aufgrund traumatischer Ereignisse (z. B. Ohnmacht) mit einem zentralen motivationalen Angstzustand assoziiert (klassische Konditionierung) und die darauffolgende Vermeidung dieser Reize durch den Abbau dieses unangenehmen Zustandes verstärkt werden (operante Konditionierung). Während wir in der ersten Auflage des vorliegenden Buches die Rolle klassischer Konditionierung als zentralen Prozess für die Entstehung der Agoraphobie infrage stellten, liegen heute zahlreichen Arbeiten vor, die die Bedeutung der Furchtkonditionierung für die Entwicklung klinischer Angstzustände belegen und u. a. auch zu neuen Modellvorstellungen der Panikstörung geführt haben (vgl. Kap. 2.2 und 2.4).

Preparedness: vorbereitete Phobien

Die Annahme der klassischen Konditionierung phobischer Reaktionen stößt auf das Problem der mangelnden „Äquipotenzialität" potenziell phobischer Reize. Tatsächlich tauchen nicht alle Reize mit gleicher Wahrscheinlichkeit als phobische Objekte auf. Im Gegenteil, die auslösenden Reize für agoraphobische Ängste zeigen eine charakteristische und über verschiedene Kulturen hinweg stabile Verteilung, die weder der Häufigkeit dieser Reize im täglichen Leben noch der Wahrscheinlichkeit unangenehmer (traumatischer) Erfahrungen entspricht. Äquipotenzialität im Sinne gleich wahrscheinlicher Angstauslösung ist also nicht gegeben. Seligman (1971) nahm daher an, dass bestimmte Reiz-Reaktions-Verbindungen leichter gelernt werden, weil sie biologisch „vorbereitet" („prepared") sind. Laborexperimente und die Verteilung klinischer Phobien sprechen für diese Annahme.

Ein klinisches Beispiel für die Entwicklung einer „vorbereiteten" Phobie gibt Marks (1987): Ein Kind spielt im Sandkasten, das Auto der Eltern ist etwa 40 Meter entfernt geparkt. Plötzlich sieht es eine kleine Schlange, die sich in zwei Meter Entfernung am Sandkasten vorbei bewegt. Das Kind erschreckt sich, rennt zum Auto, schlägt die Tür zu und klemmt sich dabei sehr schmerzhaft die Hand ein. In der Folge entwickelt das Kind eine ausgeprägte Phobie, jedoch nicht vor Autotüren, sondern vor Schlangen.

In einer aktuellen Metaanalyse zur Rolle des klassischen Konditionierens bei klinisch relevanter Angst konnten aus zahlreichen Laborstudien beeindruckende Hinweise auf eine Tendenz zur *Übergeneralisierung* von konditionierten Furchtreaktionen sowie *Defizite beim Extinktionslernen* bei Personen mit Angststörungen beobachtet werden (Duits et al., 2015). So zeigte sich ein robuster Effekt für eine erhöhte Furchtreaktion von Angstpatienten auf konditionierte Sicherheitssignale im Vergleich zu gesunden Personen. Dieser Befund lässt vermuten, dass Angstpatienten gelernte Furchtreaktionen leichter auf neutrale Reize generalisieren, die dem konditionierten Furchtreiz ähneln. Eine weitere mögliche Interpretation dieser Befunde ist, dass Angstpatienten nur eingeschränkt in der Lage sind, in einer als unangenehm erlebten Umgebung Angst auf ein Sicherheitssignal zu hemmen. Des Weiteren zeigte sich, dass Angstpatienten im Vergleich zu gesunden Personen eine verzögerte bzw. reduzierte Extinktion von Furchtreaktionen aufweisen.

Beachte:

Die Zwei-Faktoren-Theorie stellt die Grundlage für die Ableitung der Konfrontationstherapie zur Behandlung der Agoraphobie dar.

2.4 Modell zum Inhibitionslernen bei Extinktion

Die Konfrontationstherapie beruht auf der Idee des Extinktionslernens. Das Grundprinzip von Konfrontationstherapien ist, den Patienten wiederholt mit dem gefürchteten (konditionierten) Stimuli (Panikstörung: z. B. starkes Herzklopfen, Agoraphobie: z. B. Fahrstühle) zu konfrontieren, ohne dass dabei das gefürchtete aversive Ereignis eintritt. Befunde aus der Grundlagenforschung zum Extinktionslernen legen nahe, dass es bei diesem Prozess – anders als lange vermutet – nicht zur vollständigen „Löschung" der ursprünglichen Assoziation von konditioniertem Angstreiz (z. B. Fahrstuhl) und Panikreaktion (US) kommt (Überblick bei Craske, Treanor, Conway,

Assoziation Angstreiz Panikreaktion wird nicht gelöscht

Zbozinek & Vervliet, 2014). Vielmehr bleibt die ursprüngliche Assoziation zwischen dem angstauslösenden Reiz (CS) und dem unkonditionierten Stimulus (US) bestehen und es wird parallel dazu eine neue nicht angstauslösende Assoziation (CS-noUS) erlernt, die im Wettbewerb zur ursprünglich erlernten Assoziation steht. Aufbauend auf diesen Überlegungen hat Bouton das Modell zum Inhibitionslernen bei Extinktion entwickelt. Hierbei nimmt er an, dass auch nach mehrmaliger erfolgreicher Konfrontation mit der gefürchteten Situation der konditionierte Reiz weiterhin zwei Bedeutungen für den Patienten hat: die ursprüngliche angstauslösende (exzitatorische) und zusätzlich eine nicht angstauslösende (inhibitorische) Bedeutung. Bouton betont, dass die nicht angstauslösende (inhibitorische) Assoziation eng mit dem Kontext, in dem sie erlernt wurde, verbunden ist. Für die Aktivierung der nicht angstauslösenden (inhibitorischen) Assoziation ist daher der Kontext entscheidend: Nur wenn der konditionierte Angstreiz in der Umgebung auftritt, in der auch die erfolgreiche Exposition stattgefunden hat, wird die nicht angstauslösende (inhibitorische) Bedeutung des Angstreizes aktiviert werden. Basierend auf dieser Annahme macht das Modell zum Inhibitionslernen bei Extinktion die folgenden Vorhersagen:

Nicht angstauslösende Assoziationen werden gelernt

- *„Return of fear":* Die konditionierte Angstreaktion kann spontan wieder auftreten, wenn z. B. nach der Konfrontationstherapie nicht weiter regelmäßig geübt wird und die vergleichsweise neue nicht angstauslösende Assoziation nicht verfestigt und im Gedächtnis konsolidiert wird.
- *„Renewal":* Die konditionierte Angstreaktion kann wieder auftreten, wenn das Extinktionslernen bzw. die Konfrontationstherapie einseitig nur in einer oder kaum unterschiedlichen Situationen durchgeführt wurde (z. B. nur im Therapiezentrum oder nur mit dem Therapeuten). Kommt der Patient in eine Situation, die nicht während der Konfrontationstherapie geübt wurde, kann die ursprüngliche angstauslösende Assoziation wieder aktiviert werden und sich gegen die nicht angstauslösende Assoziation durchsetzen. Da Extinktionslernen stark kontextabhängig ist, muss die Exposition in vielen verschiedenen Umgebungen stattfinden, um sich robust gegen die ursprüngliche angstauslösende Assoziation durchzusetzen.
- *„Reinstatement":* Die ursprüngliche angstauslösende Assoziation kann wieder auftreten, wenn nach der Konfrontationstherapie ein neues aversives Erlebnis, das nichts mit der ursprünglichen Phobie zu tun hat, auftritt. So kann es zu einer Rückkehr der Panikanfälle kommen, wenn der Patient nach erfolgreicher Therapie in einem ursprünglich gefürchteten Kontext (z. B. Fahrstuhl) in Ohnmacht fällt.
- *„Rapid reacquisiton":* Findet nach erfolgreicher Konfrontationstherapie eine Wiederholung des ursprünglichen traumatischen Erlebnisses statt, kommt es zu einer schnellen Re-Konditionierung. So ist zu erwarten, dass es nach einer erfolgreichen Konfrontationsbehandlung einer Fahrstuhlphobie, die ursprünglich durch ein Feststecken im Fahrstuhl ausge-

löst wurde, zu einer schnellen Re-Konditionierung durch ein erneutes Festsitzen im Fahrstuhl kommt.

In einer Übersichtsarbeit von Vervliet, Craske und Hermans (2013) wird die empirische Literatur aus der Tier- und Humanforschung zum Extinktionslernen zusammengefasst. Die Vorhersagen des Modells zum Inhibitionslernen wurden in einer Reihe von Studien bestätigt. Aufbauend auf diesen Befunden resümieren die Autoren in ihrem Überblick, dass eine *Furchtextinktion vergleichsweise leicht zu lernen, aber schwer zu erinnern ist.* Sie weisen darauf hin, dass daher erfolgreiche Expositionstherapie nicht nur die Extinktion von gelernten Furchtreaktionen zum Ziel haben muss. Mindestens genauso wichtig ist es, in der Therapie dafür Sorge zu tragen, dass der langfristige Abruf der Furchtextinktion gewährleistet wird.

Furchtextinktion leicht zu lernen, schwer zu erinnern

Aufbauend auf dem Modell des Inhibitionslernens bei Extinktion lassen sich für die Praxis konkrete Strategien zur Steigerung des Expositionserfolgs ableiten, die im Abschnitt „Behandlung von Agoraphobien" praxisnah beschrieben werden. Diese zielen auf die Stärkung der inhibitorischen Assoziation durch Förderung des Extinktionslernens sowie auf die Konsolidierung des Extinktionsgedächtnis und die Zugänglichkeit zum Extinktionsgedächtnis (Craske et al., 2014).

Beachte:

Eine erfolgreiche Konfrontationstherapie muss neben der Extinktion der Furchtreaktion zwingend Strategien enthalten, die den langfristigen Abruf der neu gelernten nicht angstauslösenden (inhibitorischen) Assoziation zuverlässig ermöglichen.

3 Diagnostik und Indikation

Der von uns vorgeschlagene diagnostische Prozess bei der Behandlung von Panikanfällen und Agoraphobien lässt sich in vier Schritte gliedern. Aus didaktischen Gründen stellen wir die einzelnen Schritte hier getrennt vor, im klinischen Alltag überlappen sie sich jedoch meist.

1. Erstgespräch,
2. Differenzialdiagnose mit strukturiertem Interview,
3. Organische Differenzialdiagnose,
4. Problemanalyse und weitere diagnostische Maßnahmen.

3.1 Erstgespräch

Beziehungsaufbau und allgemeiner Eindruck

Im ersten Schritt geht es darum, einen allgemeinen Eindruck von dem Patienten und seinen Beschwerden zu gewinnen sowie eine tragfähige Beziehung aufzubauen, die die Basis für das weitere Vorgehen darstellt. Wir sind inzwischen dazu übergegangen, den Patienten bereits gleich nach dem ersten telefonischen Kontakt einen Fragebogen zu den wichtigsten Informationen zuzuschicken. Das diagnostische Gespräch kann dann auf der Basis der dort erhobenen Informationen erheblich effizienter durchgeführt werden. Die meisten Patienten haben am Ende der ersten Sitzung das Bedürfnis, Informationen zur geplanten Therapie zu bekommen. Daher sollte der Therapeut einen ersten Überblick über den weiteren Ablauf der Therapie geben und dabei auf die folgenden Punkte eingehen:

- Kurzdarstellung des typischen Therapieverlaufs (Diagnostik-, Interventions- und Selbstkontrollphase),
- typische Therapiedauer,
- Dauer der einzelnen Sitzungen.

Formulierungstipps für das Erstgespräch

Die erste Sitzung kann nach einer ersten Begrüßung mit der folgenden Frage eröffnet werden:

> „Sie schreiben in unserem Fragebogen, dass Sie Angst haben, alleine das Haus zu verlassen. Erzählen Sie mir mehr über Ihre Angst."

Im Verlauf des Gesprächs können weitere Fragen wie die folgenden sinnvoll sein:

> - „Welche Symptome erleben Sie am häufigsten?"
> - „Was bedeuten diese Symptome für Sie?"
> - „Wie sehr werden Sie in Ihrem Leben durch Ihre Angst beeinträchtigt?"

Beziehungsaufbau

Um eine positive therapeutische Beziehung aufzubauen ist es hilfreich, durch gezielte Fragen oder Anmerkungen mitzuteilen, dass der Therapeut mit den Problemen des Patienten vertraut ist. Ein Patient mit Agoraphobie, der über seine Ängste in Kaufhäusern oder Aufzügen spricht, fühlt sich verstanden, wenn der Therapeut erwidert:

> „Ich kann mir vorstellen, dass diese Situationen für Sie besonders beängstigend sein müssen, da sie ja hier nicht schnell raus und Hilfe bekommen können, wenn die Symptome beginnen."

Den Abschluss der ersten Sitzung kann der Therapeut etwa folgendermaßen gestalten:

„Lassen Sie mich abschließend noch kurz etwas zum weiteren Therapieablauf sagen. Der erste Schritt in der Therapie wird eine diagnostische Untersuchung sein, die aus einer detaillierten Befragung, Tagebüchern und Fragebogen bestehen wird. Aufgrund dieser Informationen kann ich mir ein genaues Bild über Ihre Ängste machen: was die wichtigsten Bedingungen sind, die Ihre Ängste ausgelöst haben, und wie heute Ihre Ängste aufrechterhalten werden. Im Anschluss daran werde ich anhand dieser Informationen einen Therapieplan für Sie ausarbeiten und gemeinsam mit Ihnen Möglichkeiten des Angstabbaus besprechen. Um eine Reduktion Ihrer Angstreaktionen zu erreichen, werden wir in der zweiten Phase der Therapie eine Reihe von Übungen durchführen, bei denen Sie die Möglichkeit haben sollen, neue Erfahrungen mit Ihrer Angst zu sammeln. Wie dies konkret aussehen kann, werden wir nach der diagnostischen Untersuchung besprechen können. Im letzten Teil der Therapie geht es darum, dass Sie die neu erlernten Fähigkeiten in möglichst vielen Situationen alleine ausprobieren. Dies wird Ihnen den Übergang zum Therapieende erleichtern. Haben Sie hierzu noch Fragen?"

Überblick zur Therapie

Bei der Darstellung des Therapieverlaufs muss darauf geachtet werden, dass die Informationen so formuliert werden, dass sie dem Patienten eine Orientierung über den weiteren Verlauf ermöglichen, ohne ihn durch zu detaillierte Informationen zu ängstigen. Äußerungen wie „Sie werden in der Therapie in massiv angstauslösende Situationen gehen müssen, damit Sie die Angst überwinden" können im Erstgespräch bei dem Patienten so starke Erwartungsangst auslösen, dass er die Therapie erst gar nicht antritt. Diese Informationen sollten dem Patienten erst in einer späteren Phase der Therapie vermittelt werden, wenn er eine vertrauensvolle Beziehung zum Therapeuten aufgebaut hat.

3.2 Differenzialdiagnose mit strukturiertem Interview

Psychosen, Depressionen, Abhängigkeitsstörungen

Im zweiten Schritt wird die konkrete Differenzialdiagnose gestellt. Für die Therapieplanung muss zunächst abgeklärt werden, ob Psychosen, Depressionen oder eine substanzbezogene Störung vorliegen. Alle diese Störungen können andere Behandlungsmaßnahmen notwendig machen. Das Vorliegen einer *Psychose* bedeutet in aller Regel, dass diese zunächst behandelt werden sollte. Erst danach kann entschieden werden, ob gegebenenfalls vorliegende Angststörungen auch unabhängig von der Psychose noch eine Behandlung erforderlich machen.

Auch *Depressionen* stellen ein bedeutendes differenzialdiagnostisches Problem dar. Hier ist es wichtig, den zeitlichen Zusammenhang zwischen den verschiedenen Beschwerden zu betrachten. Angststörungen führen häufig zu einer sekundären Depression. Falls die Ängste nur in Phasen schwerer Depression auftreten, kann es notwendig sein, zuerst die Depression zu behandeln.

Andere häufige Komplikationen sind Versuche zur Selbstbehandlung mithilfe von *Medikamenten und Alkohol*. In manchen Fällen erfordert dies eine direkte Behandlung. Der Beginn eines Missbrauchs illegaler Drogen nach Einsetzen der Angststörung ist dagegen sehr selten. Um genauen Aufschluss über die Medikamente zu bekommen, die die Patienten einnehmen, haben sich zwei Maßnahmen bewährt: Zum einen wird den Patienten eine Liste der handelsüblichen Anxiolytika, Antidepressiva und Betarezeptorenblocker vorgelegt, da das passive Wiedererkennen leichter fällt als die aktive Aufzählung der eingenommenen Substanzen. Zum anderen werden die Patienten gebeten, die Packungen aller Medikamente mitzubringen, die aktuell eingenommen werden.

„Einen Zwangspatienten erkenne ich sofort, wenn er zur Tür hereinkommt"

Diagnostische Methoden, wie die Analyse der Körperhaltung, des Gangs oder Körperbaus mögen als Grundlage für die hier zitierte Äußerung eines langjährig klinisch tätigen Diplom-Psychologen gedient haben. Mit dem Wissen, das wir heute über die Klassifikation psychischer Störungen haben, erscheint ein solches Vorgehen nicht zeitgemäß. Durch die präzise Darstellung psychischer Störungen in den modernen Klassifikationssystemen sind sie sehr umfangreich geworden und für den einzelnen Diagnostiker kaum noch zu überschauen. Ohne geeignete Hilfsmittel ist es daher eine schwierige Aufgabe, diagnostische Informationen sorgfältig und zugleich mit möglichst geringem Aufwand zu erheben. Weitere Probleme bei der Diagnostik psychischer Störungen stellen zudem die sogenannte „Bestätigungsdiagnostik" und die *Komorbidität psychischer Störungen* dar. Die Gefahr der „Bestätigungsdiagnostik" rührt daher, dass wir dazu neigen, uns rasch Hypothesen zu bilden – etwa aufgrund der Art, wie der Patient zur Tür hereintritt –, die wir dann möglichst bestätigen wollen. Vermuten wir erst einmal ein bestimmtes Problemfeld bei einem Patienten, so werden dadurch unsere Wahrnehmung und unser Vorgehen oft erheblich beeinflusst. Besonders problematisch ist dies im Zusammenhang mit dem zweiten Punkt der Komorbidität. Wie die moderne epidemiologische Forschung gezeigt hat, treten psychische Störungen selten allein auf. In der Regel hat ein gegebener Patient mehr als eine Störung, was dann „Komorbidität" genannt wird. Das Problem für die Diagnostik besteht darin, dass der Diagnostiker nach Sicherung der ersten Diagnose einfach aufhören könnte, weiter zu fragen. Dies führt typischerweise dazu, dass Störungen, die mit mehr bzw. leichter beobachtbarem Verhalten einhergehen, eher festgestellt werden. Außerdem besteht die Gefahr, dass bei Vorliegen einer sozial weniger stigmatisierten Störung (z. B. Tierphobie) andere Störungen, eventuell klinisch bedeutsamere Störungen (z. B. Bulimie), übersehen werden. Eine standardisierte Form der Befunderhebung mit strukturierten Interviews verspricht hier Abhilfe oder zumindest eine Verbesserung des Zustandes.

Einsatz von strukturierten Interviews

Bei der Differenzialdiagnostik von Angststörungen sollten strukturierte Interviews zum Einsatz kommen. Sie erfassen anhand eines vorstrukturierten Leitfadens die für die Diagnostik notwendigen Informationen. Dabei sind der Wortlaut der Fragen, deren Reihenfolge, Sprungregeln zum Auslassen von Fragen und Antwortkategorien im Leitfaden vorgegeben. Im deutschen Sprachraum stehen z. Zt. zwei strukturierte Interviews zur Verfügung: „Strukturiertes Klinisches Interview für DSM-IV, Achse I (SKID-I)" (Wittchen et al., 1997) und „Diagnostisches Interview bei psychischen Störungen (DIPS)" für DSM-5 (Margraf, Cwik, Suppiger & Schneider, 2015). Die beiden Interviews unterscheiden sich darin, dass das DIPS neben den Daten, die zur Diagnosestellung von ICD und DSM notwendig sind, therapierelevante Informationen erfasst.

Kurzbeschreibung des DIPS

Diagnosen im DIPS

Das DIPS erfasst die für die psychotherapeutische Arbeit wichtigsten Störungskategorien. Konkret ermöglicht es die Differenzialdiagnose der folgenden Störungen:

- Angststörungen,
- Bipolaren und verwandten Störungen,
- Depressiven Störungen,
- Zwangsstörung und verwandten Störungen,
- Trauma- und belastungsbezogenen Störungen,
- Somatischen Belastungs- und verwandten Störungen,
- Essstörungen, Schlaf-Wach-Störungen,
- Störungen im Zusammenhang mit psychotropen Substanzen und abhängigen Verhaltensweisen,
- Aufmerksamkeitsdefizit-/Hyperaktivitätsstörung und
- Borderline-Persönlichkeitsstörung sowie
- Ausschluss von Psychosen, Sexuellen Funktionsstörungen und suizidalem Verhalten.

Therapierelevante Informationen

Vor allem aber erhebt es auch über die rein klassifikatorische Diagnostik hinaus klinisch relevante Informationen zur Therapieplanung: Fragen zur Entstehung und zum Verlauf der Probleme, zu situativen und kognitiven Einflussfaktoren sowie detaillierte Skalen zur Einschätzung der

Symptome liefern die notwendige Basis für die Behandlung. So werden z. B. im Abschnitt „Agoraphobie“ ausführlich und detailliert Informationen über das Ausmaß der Angst und Vermeidung in typischen agoraphobischen Situationen erfasst. Mithilfe dieser Informationen kann direkt die individuelle Angsthierarchie des betreffenden Patienten erstellt werden, die die Grundlage für ein Konfrontationsprogramm darstellen kann. Ein weiteres Beispiel für die Therapiebezogenheit des DIPS sind die Fragen zu den Kognitionen während eines Panikanfalls im Abschnitt Panikstörung. Diese Informationen können direkt für kognitive Interventionen im Rahmen der Panikbehandlung genutzt werden. Zur Veranschaulichung sind in Abbildung 4 einige Fragen zur Diagnose der Agoraphobie aus dem DIPS dargestellt. Weiterhin werden eine psychiatrische Anamnese, eine Familienanamnese psychischer Störungen und die Schwere psychosozialer Belastungsfaktoren und das generelle Anpassungs- bzw. Gesundheitsniveau erhoben. Die Durchführung des DIPS benötigt 60 bis 90 Minuten, in Abhängigkeit davon, wie viele Störungsbilder bei dem einzelnen Patienten vorliegen. In Untersuchungen zur psychometrischen Qualität des DIPS konnte gezeigt werden, dass das Interview auch unter „schwierigen“ klinischen Bedingungen zufriedenstellende Reliabilitäten und Validitäten aufwies.

Aufbau des DIPS

Mini-DIPS

Für besonders erfahrene Diagnostiker kann das Mini-DIPS (Margraf & Cwik, 2015) eine Alternative zu dem ausführlichen DIPS sein. Das Mini-DIPS dient der raschen, überblicksartigen Erfassung psychischer Störungen nach den Kriterien des DSM-5 und der ICD-10. Der wesentliche Unterschied zum DIPS oder SKID liegt in der außerordentlichen Kürze der Durchführung (Dauer ca. 30 Minuten), die durch eine Reihe methodischer Neuerungen möglich wurde, ohne dass ein inakzeptabler Qualitätsverlust in Kauf genommen werden musste. Anfänger sollten jedoch zunächst anhand des DIPS oder SKID die Differenzialdiagnostik psychischer Störungen erlernen, bevor sie auf das Mini-DIPS zurückgreifen.

3.3 Organische Differenzialdiagnose

Der dritte diagnostische Schritt beinhaltet die Abklärung möglicher organischer Ursachen und Komplikationen. Die meisten Patienten mit Panikanfällen und Agoraphobien haben bereits zahlreiche organmedizinische Untersuchungen hinter sich, bevor sie psychologische Behandlung aufsuchen. Falls dies nicht der Fall ist, sollte eine medizinische Untersuchung eingeleitet werden, da eine Reihe von organischen Syndromen mit Ängsten verbunden sein können. Für eine weitere Darstellung der organischen Differenzialdiagnose verweisen wir auf die AWMF S3-Leitlinie Angststörungen (www.awmf.org/leitlinien.html).

Panikanfälle/Panikstörung

Panikanfälle

***1.1** *Kommt es zurzeit vor, dass Sie plötzlich innerhalb kurzer Zeit starke Angst bekommen oder ihnen ganz unwohl wird?*

JA ____ **NEIN** ____

→ Falls **JA** bei 1.1: weiter zu Frage 2.1.

***1.2** *Gab es jemals Zeiten, in denen Sie plötzlich innerhalb kurzer Zeit starke Angst bekommen haben oder ihnen ganz unwohl wurde?*

JA ____ **NEIN** ____

Falls **JA**:

1.3 *Wann war die letzte Phase, in der dies auftrat?*

Von (Mt./J.): ____________________ **bis (Mt./J.):** ____________________

→ Falls eindeutig **NEIN** bei 1.1 und 1.2: weiter zu »Agoraphobie«.

→ Falls der Verdacht besteht, dass keine klinisch relevante Beeinträchtigung durch die Angst vorliegt, besteht die Möglichkeit zunächst zu Frage 17 überzugehen.

***2.1** *In welchen Situationen haben Sie das erlebt?*

Beschreiben: ____

***2.2** *Treten diese Panikanfälle meistens unerwartet auf?*

JA ____ **NEIN** ____

Bitte ankreuzen (mehrfaches Ankreuzen möglich):
unerwartete Panikattacken ☐

erwartete Panikattacken (Situationen: ____________________) ☐

***3.** *Erreicht der Panikanfall meistens seinen Höhepunkt innerhalb weniger Minuten?*

JA ____ **NEIN** ____

→ Falls eindeutig keine Hinweise auf unerwartete Panikanfälle vorliegen und der Panikanfall nicht innerhalb von wenigen Minuten einen Höhepunkt erreicht: weiter zu „Agoraphobie".

Abbildung 4: Beispielseite aus dem „Diagnostischen Interview bei psychischen Störungen (DIPS für DSM-5)" (Margraf, Cwik, Suppiger & Schneider, 2015)

Organische Erkrankungen selten

Nach unserer Erfahrung mit mehreren Hunderten von Angstpatienten zeigte sich, dass das tatsächliche Vorliegen einer bedeutsamen organischen Krankheit eine seltene Ausnahme darstellt. Trotz dieser Beobachtung sollte in jedem Fall eine somatische Differenzialdiagnose durchgeführt werden, auch wenn dies für manche Patienten belastend ist und dadurch weitere Kosten entstehen. Der routinemäßige Ausschluss organischer Ursachen ist angesichts der negativen Folgen beim Übersehen einer behandlungswürdigen und vielleicht sogar lebensbedrohenden Krankheit eine absolute Notwendigkeit.

Kooperation mit Hausärzten

Für die organische Differenzialdiagnose bietet es sich an, den Patienten an seinen Hausarzt zu verweisen, da dieser den Patienten in der Regel schon über mehrere Jahre kennt. Hierzu ist es hilfreich, dem Patienten das in Anhang auf Seite 79–82 dargestellte Formular „Ärztliches Zeugnis" mitzugeben. Es bietet dem Hausarzt eine Orientierung, was er bei der Differenzialdiagnostik berücksichtigen sollte. Hat der Patient keinen Hausarzt, sollte der Therapeut dem Patienten einen kooperierenden Allgemeinmediziner nennen können, der mit der Symptomatik der Panikstörung und Agoraphobie vertraut ist.

3.4 Problemanalyse und weitere diagnostische Maßnahmen

3.4.1 Problemanalyse

Die Rolle der Problemanalyse im Rahmen von Ängsten erscheint seit den Arbeiten von Dietmar Schulte in neuem Licht. So konnte Schulte (1991) zeigen, dass bei Agoraphobien ein standardisiertes Konfrontationsprogramm einem auf der Verhaltensanalyse basierenden individuell geplanten Behandlungsprogramm überlegen war. Schulte (1992) resümiert daher, dass auf der obersten Entscheidungsebene einer Therapieplanung, unabhängig von dem Ergebnis der Problemanalyse, Konfrontationsverfahren indiziert sind. Zumindest für Störungsbilder wie Panikstörung und Agoraphobie ist es demnach sinnvoll, auf der Basis der klassifikatorischen Diagnostik Therapieentscheidungen zu treffen. Dies bedeutet eine gewisse Abkehr vom traditionellen verhaltenstherapeutischen Vorgehen, bei dem die Therapieplanung immer auf der Problemanalyse aufbaut. Für die individuelle Ausgestaltung der Konfrontationsverfahren jedoch ist es notwendig, anhand einer Problemanalyse die Bedingungen zu analysieren, die die Ängste auslösen, verschlimmern, verringern und aufrechterhalten (vgl. hierzu auch Bartling, Echelmeyer & Engberding, 2007).

Indikation auf Basis klassifikatorischer Diagnostik

Beachte: Fehler und Fallen der Planung von Konfrontationsübungen

Für die Planung einer individualisierten Konfrontationstherapie reicht es nicht aus, lediglich die Art der vermiedenen Situationen zu kennen, z. B. dass der Patient Angst hat, in ein Kino zu gehen. Vielmehr muss genau exploriert werden, ob das Kino groß oder klein und stickig sein soll, ob viele oder wenige Menschen im Kino sein sollen, ob die Art des Films einen Einfluss auf die Angst hat etc. Werden die genauen situativen Bedingungen zur Angstauslösung nicht sorgfältig exploriert, kann es passieren, dass Patient und Therapeuten zwar gemeinsam im Kino sitzen, der Patient aber keine Angst entwickelt. Statt eines kleinen engen Kinos hat der Therapeut ein großes leeres Kino ausgewählt, das der Patient mit vergleichsweise wenig Angst auch alleine aufsuchen könnte. Somit wurden in diesem Beispiel kostbare Therapiestunden nicht sinnvoll eingesetzt.

Weitere wichtige Informationen, die für die individuelle Therapieplanung erfragt werden sollten, sind:

- Welches hilfesuchende Verhalten zeigt der Patient?
- Welche Behandlungsversuche sind bisher unternommen worden?
- Welche Bewältigungsstrategien wendet der Betroffene an, um mit seinen Ängsten fertig zu werden?
- Wie reagieren wichtige Bezugspersonen auf die Angst?

Bisherige Bewältigungsstrategien

Hier ergibt sich oft ein direkter Zusammenhang mit den Erklärungen, die die Patienten für ihr Problem haben. Alle diese Variablen müssen im Gespräch exploriert werden. Sie können im Laufe der Therapie genutzt werden, um dem Patienten ein glaubwürdiges Erklärungsmodell für seine Ängste zu geben.

Beachte:

Bei der Durchführung der Problemanalyse müssen die spezifischen Merkmale der Situationen, in denen Angst ausgelöst wird, die Körperempfindungen und die zentralen individuellen Kognitionen während der phobischen Reaktion exploriert werden.

3.4.2 Klinische Fragebogen

Zusätzlich zum Gespräch können spezielle klinische Fragebogen dazu dienen, wichtige Informationen effizient zu erheben und den Verlauf der Therapie zu dokumentieren. Welche Fragebogen speziell für den Einsatz bei Patienten mit Panikstörung oder Agoraphobie geeignet sind, ist in Kapitel 1.7 dargestellt.

Praktische Hinweise für den Einsatz von Fragebogen und Ratingskalen

Einführung des Fragebogens

Vor der Anwendung von Fragebogen und Ratingskalen sollten diese Verfahren dem Patienten kurz vorgestellt und begründet werden. Ihm sollte erläutert werden, dass die Fragebogen und Ratingskalen sowohl zu diagnostischen Zwecken als auch zur Erfolgsmessung der Behandlung eingesetzt werden. Grundsätzlich sollte der Therapeut dem Patienten anbieten, jederzeit Fragen zu stellen, wenn ihm bzgl. der Fragebogen etwas unklar ist. Auch auf mögliche Fragen des Datenschutzes sollte der Therapeut verständnisvoll eingehen.

Rückmeldung zu dem Fragebogen

Nach der Auswertung der Fragebogen und Ratingskalen gibt der Therapeut dem Patienten Rückmeldung über die Befunde. In diesem Auswertungsgespräch sollte der Therapeut auch erfragen, ob wichtige Aspekte des Problemverhaltens des Patienten durch die vorgelegten Verfahren nicht abgedeckt wurden. Verschiedene Arbeitsgruppen haben computerisierte Auswertungsprogramme für eine Reihe von Fragebogen und Ratingskalen entwickelt, die eine anschauliche Aufbereitung der Daten ermöglichen. Anhand von grafischen Darstellungen können dann dem Patienten die Befunde kurz erläutert werden. Insbesondere bei Abschluss der Therapie ist die grafische Darstellung der Veränderung durch die Therapie besonders hilfreich.

3.4.3 Tagebücher

Panikanfalls- und Aktivitätstagebuch

Ein weiteres wichtiges Hilfsmittel zur Erfassung der Ängste sind standardisierte Tagebücher, die die Patienten vom Erstgespräch an bis zum Ende der Therapie führen. Dabei ist es wichtig, nicht nur die Ängste und die sie umgebenden Umstände zu erfassen, sondern auch einen generellen Überblick über die Aktivitäten der Patienten zu gewinnen. Viele Ängste treten im Zusammenhang mit bestimmten Aktivitäten oder Situationen auf, wobei die Betroffenen dies ohne sorgfältige Selbstbeobachtung oft nicht erkennen. Insbesondere beim Vorliegen von agoraphobischem Vermeidungsverhalten müssen Panikanfallstagebücher also durch Aktivitätstagebücher ergänzt werden. Gar mancher Patient erlebt nur deswegen keine Ängste bzw. Panikanfälle mehr, weil er die auslösenden Situationen erfolgreich vermeidet. Diese Vermeidung kann so subtile Formen annehmen, dass sie für Außenstehende nicht mehr als Einschränkung der Lebensführung sichtbar wird und teilweise auch den Betroffenen selbst nicht mehr auffällt, nichtsdestotrotz aber zur Aufrechterhaltung des problematischen Verhaltens beiträgt. Die von uns benutzten standardisierten Tagebücher bei Patienten mit Panikstörung und Agoraphobie sind in Anhang auf Seite 83 und Seite 84 wiedergegeben. Selbstbeobachtungen mithilfe von Tagebüchern ergeben in der Regel zusätzliche wichtige Informationen zu den klinischen Interviews und Fragebogen. Darüber hinaus sind sie bedeutsame Hilfsmittel in der Therapie und erlauben eine kontinuierliche Kontrolle des Therapiefortschritts.

Beachte: Rückblickend war es immer schlimmer

Die Forschung zu der Anwendung von Tagebüchern erbrachte interessante Ergebnisse: Vergleicht man die Angaben von Patienten zu psychischen Beschwerden, die retrospektiv z. B. anhand eines strukturierten Interviews erhoben werden, mit den Angaben, die anhand von Tagebüchern sofort erfasst werden, so kann festgestellt werden, dass sich zwischen den Angaben der Patienten Diskrepanzen ergeben. In mehreren Studien konnten wir bei der Befragung von Patienten mit Panikstörung zu Auftretenshäufigkeit und Symptomatik von Panikanfällen folgende Beobachtung machen: Bei der retrospektiven Befragung gaben die Patienten erheblich mehr Panikanfälle und mehr Symptome während eines Panikanfalls an als bei sofortiger Erfassung im Tagebuch. Inwieweit es sich hier um die in der Literatur berichtete Reaktivität der Selbstbeobachtung handelt, kann nicht abschließend geklärt werden. Doch deuten unsere Ergebnisse eher darauf hin, dass es sich möglicherweise um Verzerrungstendenzen zuungunsten der retrospektiven Befragung handelt. Demnach erinnern Patienten rückblickend ihr Problemverhalten als schwerer und häufiger im Vergleich zu sofort erfragten Aspekten des Problemverhaltens.

Therapeutisch betrachtet fördert der Einsatz von Tagebüchern die Schaffung von Selbstverantwortung des Patienten für das konkrete Problem und erhöht somit die Motivation. Es fördert darüber hinaus die Selbstkontrolle und Selbstregulation. Sie sind daher nicht nur ein methodisch sorgfältiges Hilfsmittel, sondern können auch als therapeutische Intervention im Hinblick auf die Übernahme von mehr Selbstverantwortung des Patienten betrachtet werden.

Praktische Hinweise für den Einsatz von Tagebüchern

Aufklärung über Tagebücher

Das Tagebuch sollte sofort ab der ersten oder zweiten Therapiesitzung eingeführt werden. Bevor der Patient das Tagebuch einsetzt, muss er sorgfältig über die Bedeutung aufgeklärt und in die Durchführung des Tagebuchs eingeführt werden. Der Patient wird darüber informiert, warum und was er in das Tagebuch einträgt sowie wann, wo und wie er die Information einträgt. Ihm wird erläutert, dass mithilfe des Tagebuchs wichtige Informationen zum Verständnis des Problemverhaltens direkt erfasst werden können. Im Unterschied zu einer retrospektiven Befragung erlaubten die sofortigen Eintragungen genauere Informationen über die einzelnen Bestandteile des

Problemverhaltens, insbesondere Informationen zu aktuellen Symptomen, Gedanken und Gefühlen sowie zu Merkmalen der Situation. Erst mithilfe dieser Informationen kann analysiert werden, wodurch das Problemverhalten entsteht bzw. aufrechterhalten wird. Aufbauend auf dieser Analyse können dann Veränderungsschritte überlegt und eingeleitet werden.

Tagebuch gemeinsam ausfüllen

Bevor der Patient das Tagebuch zum ersten Mal zu Hause einsetzt, sollte der Therapeut auf jeden Fall gemeinsam mit dem Patienten die im Tagebuch geforderten Informationen anhand einer erst kurz zurückliegenden Situation, in der das Problemverhalten auftrat, eintragen. Der Therapeut kann sich hierbei einen Eindruck davon verschaffen, ob der Patient die Instruktionen verstanden hat und welche Fragen noch offen sind. Darüber hinaus ist es sinnvoll, zusätzlich zu der mündlichen Instruktion dem Patienten eine kurze schriftliche Instruktion zum Umgang mit dem Tagebuch mitzugeben.

Tagebuch in jeder Sitzung besprechen

Um die Mitarbeit des Patienten bei der Tagebuchführung sicherzustellen, ist es notwendig, das Tagebuch zu Beginn jeder Sitzung zumindest kurz gemeinsam zu besprechen. Hierdurch wird dem Patienten verdeutlicht, dass das Tagebuch wichtiger Bestandteil der Therapie ist. Es sollte erfragt werden, ob Probleme mit dem Tagebuch aufgetaucht sind, und im späteren Verlauf der Therapie sollten an dieser Stelle erwünschte Veränderungen des Problemverhaltens vom Therapeuten angesprochen und verstärkt werden.

Probleme mit Tagebüchern

Werden Tagebücher eingesetzt, so kann es insbesondere zu Beginn ihres Einsatzes zu unregelmäßigen Tagebucheintragungen oder fehlenden Notizen im Tagebuch kommen. In diesen Fällen sollte dies sofort mit dem Patienten besprochen werden. Dabei ist es aber wichtig, dem Patienten verständnisvoll und nicht mit Schuldzuweisungen entgegenzutreten. Das Besprechen von Unregelmäßigkeiten in der Tagebuchführung bringt in der Regel wichtige therapeutische Hinweise mit sich. Viele Angstpatienten nehmen zum Beispiel keine Eintragungen im Tagebuch vor, da sie durch diese Eintragungen im Anschluss an einen Panikanfall erneut Ängste entwickeln. Somit sind die fehlenden Tagebucheintragungen als Vermeidungsverhalten zu verstehen, denen der Therapeut mit Verständnis begegnen sollte. In anderen Fällen können unregelmäßige Tagebucheintragungen des Patienten Ausdruck einer mangelnden Compliance bzgl. des Erklärungsmodells der Therapie oder einer gestörten Therapeut-Patient-Beziehung sein.

3.4.4 Hyperventilationstest

Mit Abschluss der Diagnostik sollten alle Informationen vorliegen, die für die Planung und den Beginn der Behandlung notwendig sind. Die Therapie erbringt oft weitere Informationen, die ihrerseits wieder einen Einfluss auf den Verlauf der Behandlung haben. So spielt bei vielen Patienten Hyperventilation eine wichtige Rolle als angstauslösendes oder verstärkendes Moment. Da die Betroffenen jedoch häufig nicht wahrnehmen, dass sie hyperventilieren, empfiehlt sich als diagnostische Maßnahme ein Hyperventilationstest. Obwohl dieser Test ungefährlich ist, sollte er erst nach der Abklärung möglicher organischer Komplikationen durchgeführt werden, da beispielsweise bei Epileptikern pathologische EEG-Veränderungen ausgelöst werden können. Der Hyperventilationstest sollte nach dem folgenden Schema durchgeführt werden (vgl. hierzu auch Margraf und Schneider, 1990):

1. Exploration der Symptome während eines typischen Panikanfalls.
2. Erläuterung des Hyperventilationstests.
3. Durchführung des Hyperventilationstests.
4. Auswertung des Hyperventilationstests.
5. Die Symptome des Hyperventilationstests werden mit denen während eines Angstanfalls verglichen.
6. Erarbeiten von Implikationen, die sich aus der Ähnlichkeit der Symptome während des Tests und der Angstanfälle ergeben.

3.5 Indikation

Das im Folgenden vorgestellte kognitiv-verhaltenstherapeutische Behandlungsprogramm (vgl. Kapitel 4.1) eignet sich am besten für Angstpatienten, die unter einer Panikstörung ohne oder mit leichter bis moderater Agoraphobie leiden, also Patienten, bei denen plötzlich auftretende Panikanfälle im Vordergrund stehen und agoraphobisches Vermeidungsverhalten dagegen in den Hintergrund tritt. Für Patienten mit starkem agoraphobischem Vermeidungsverhalten (Agoraphobie ohne Panikstörung bzw. mit leichter bis mittelstarker Agoraphobie) ist hingegen die Konfrontationsbehandlung wie sie im Kapitel 4.2 vorgestellt wird die Methode der Wahl. Zeigen Patienten sowohl plötzliche Panikanfälle als auch agoraphobisches Vermeidungsverhalten, empfiehlt sich eine Kombination der beiden Behandlungsansätze. Begonnen werden sollte dabei mit dem Symptomkomplex, der schwerer ausgeprägt ist.

Komorbidität von Angst und Depression

Bei Patienten, bei denen Angst und Depression gleichzeitig auftreten, ist zunächst die zeitliche Abfolge der beiden Beschwerdekomplexe abzuklären. Ist die Depression eine Folgeerscheinung der Angst, so sollte zunächst die Angstsymptomatik behandelt werden. In mehreren Studien konnte übereinstimmend gezeigt werden, dass mit der Reduktion der Angstsymptomatik eine Verbesserung der Depression einhergeht. Tritt hingegen die Angstsymptomatik immer nur in Phasen von Depression auf, empfiehlt es sich, zunächst eine Depressionsbehandlung durchzuführen und evtl. daran anschließend eine Angstbehandlung.

Komorbidität mit anderen Störungen

Falls Patienten mehrere psychische Störungen gleichzeitig aufweisen, sollte mit dem Beschwerdekomplex begonnen werden, der für den Patienten am meisten beeinträchtigend ist. Liegen jedoch mehrere gleich schwere psychische Störungen vor, bietet es sich an, zunächst mit der Angstbehandlung zu beginnen, da sie hohe Erfolgsaussichten in vergleichsweise kurzer Zeit bietet. Im Anschluss an eine erfolgreiche Angstbehandlung können dann weitere Probleme des Patienten auf dieser Basis meist umso besser angegangen werden.

Eine Komorbidität mit somatischen Erkrankungen wie etwa kardiovaskuläre oder respiratorische Erkrankung (z. B. Asthma) schließt die Durchführung der hier vorgestellten Behandlungskomponenten nicht aus. Jedoch sollte die Durchführung der einzelnen Schritte, insbesondere die Konfrontationselemente, in enger Absprache mit dem behandelnden Arzt erfolgen.

4 Behandlung

4.1 Behandlung von Panikanfällen

Behandlungsinhalte

Die direkte Behandlung von Panikanfällen umfasst die Kombination der folgenden Therapiestrategien: (1) kognitive Methoden, die auf eine veränderte Interpretation der ursprünglich als bedrohlich erlebten Angstsymptome abzielen, (2) Vermittlung von Strategien zur Bewältigung von Angst und körperlichen Symptomen und (3) die Konfrontation mit internen Reizen (besonders körperlichen Symptomen). Diese Verfahren wurden hauptsächlich für Patienten mit Panikstörung ohne phobisches Vermeidungsverhalten entwickelt, sind jedoch auch sinnvoll in der Behandlung agoraphobischer Patienten mit „spontanen" Panikanfällen, da Rückfälle bei Agoraphobikern häufig dem Auftreten von einem oder mehreren erneuten Panikanfällen zu folgen scheinen.

Formale Gestaltung der Behandlung

Als Beispiel für das konkrete Vorgehen wird im Folgenden das von uns entwickelte kognitiv-verhaltenstherapeutische Behandlungsprogramm für Panikanfälle (Margraf & Schneider, 1990) dargestellt. Die Behandlungen erstrecken sich über 15 Sitzungen von je ca. 50 Minuten Länge[3]. Es wer-

3 Frühere Missverständnisse veranlassen uns zu der Feststellung, dass derartige Angaben unverbindliche Hinweise darstellen, die in der Praxis einer erheblichen Streuung unterworfen sind. In gleicher Weise kann natürlich auch der in unserem Behandlungsmanual angegebene typische Ablauf der Behandlung an individuelle Gegebenheiten angepasst werden.

den nur Einzeltherapien durchgeführt. Die ersten 10 Sitzungen finden zweimal wöchentlich statt, die letzten fünf Sitzungen einmal wöchentlich. Alle Sitzungen werden aufgezeichnet (z. B. mit dem Smartphone) und die Patienten erhalten die Aufgabe, diese Aufnahmen zu Hause anzuhören. Alle dabei auftretenden Fragen und Zweifel werden in der folgenden Sitzung bearbeitet, was zur Auflösung von Missverständnissen beiträgt und die Therapie erheblich effektiver gestaltet. Die Therapie besteht aus den Komponenten *Informationsvermittlung, kognitive Therapie und Konfrontation mit angstauslösenden Reizen*. Grundprinzip der Therapie ist es, nicht nur die Angst der Patienten zu reduzieren, sondern ihnen Fertigkeiten und Strategien zu vermitteln, die sie auch ohne Therapeuten selbstständig einsetzen können.

4.1.1 Vermittlung eines Erklärungsmodells

Grundlage der Behandlung bildet die Vermittlung eines glaubwürdigen Erklärungsmodells für die Panikanfälle. Dies trägt zur Wirksamkeit und Akzeptanz der therapeutischen Maßnahmen, zur Generalisierung des Therapieerfolgs und zur Prophylaxe von Rückfällen bei. Eine weitere wichtige Funktion des Erklärungsmodells liegt in der Bereitstellung einer Alternative zu der Befürchtung vieler Patienten, an einer (unerkannten) schweren körperlichen oder psychischen Krankheit zu leiden. Viele Patienten reagieren auf das Erklärungsmodell mit Erleichterung, da sie endlich eine Erklärung für ihre Symptome bekommen. Bisher wurde ihnen in der Regel vermittelt, dass sie gesund seien und es keinen Grund für ihre Beschwerden gäbe.

Panikstörungen sind nicht „Nichts“

Für viele Patienten ist es ein großes Problem, dass die Diagnostik der Angstanfälle meist als Ausschlussdiagnose betrieben wird: Dies bedeutet, dass die Patienten einer, oft auch vielen somatischen Untersuchungen unterzogen werden, an deren Ende typischerweise die Mitteilung steht, dass ihnen nichts fehle. Dies ist in der strikten Form nicht korrekt, denn die Patienten haben nicht „Nichts“, sondern sie weisen lediglich keine organische Pathologie auf, die ihre Beschwerden hinreichend erklären könnte. Zwischen Aussagen wie „Ihnen fehlt nichts“ oder „Sie sind kerngesund“ und dem subjektiv häufig dramatischen Empfinden der Symptome während eines Panikanfalls besteht eine Diskrepanz, die die Patienten zu Recht sehr belastet und sie oft an ihren Diagnostikern oder auch an sich selbst zweifeln lässt. Beide Alternativen sind für die Patienten negativ. Sollten die Diagnostiker im Unrecht sein, so könnte dies im Extremfall bedeuten, dass eine schwere körperliche Krankheit nicht erkannt und infolgedessen auch nicht behandelt wird. Falls aber die Patienten im Unrecht sind, so müssen sie nun grundsätzlich ihre Wahrnehmungen infrage stellen und kommen nicht selten zu dem Schluss, dass sie im Begriff sind, den Verstand zu verlieren. Es ist daher ein legitimes Interesse der Patienten, endlich von ihren Therapeuten zu erfahren, „was mit ihnen los ist“. Dazu gehört zunächst eine Diagnose. Nach unserer Erfahrung sind viele Patienten erleichtert, wenn sie erfahren, dass ihre Beschwerden einen Namen haben. Es mag sein, dass dies bei einer epidemiologischen Stichprobe aus der Allgemeinbevölkerung anders wäre; bei behandlungssuchenden klinischen Patienten hingegen haben wir einen negativen „Etikettierungseffekt“ im Sinne einer Stigmatisierung noch bei keinem Fall beobachtet. Die Diagnose erklärt den Patienten, dass sie nicht „Nichts“ haben, sie vermittelt, dass das Problem bekannt ist, dass auch andere Menschen an diesen Beschwerden leiden und dass der Patient nun an einem Ort ist, wo man sich mit dem Problem (und hoffentlich auch seiner Lösung) auskennt.

Eine Diagnose beruhigt

Natürlich schließt sich an jede Diagnose sofort die Frage an: „Wie kam es dazu?“ Tritt nun zu der reinen Diagnose noch ein glaubwürdiges und für den Patienten nachvollziehbares Erklärungsmodell hinzu, so ist der Patient regelmäßig erleichtert und fühlt sich verstanden. Dies kommt nicht nur der therapeutischen Beziehung zugute, sondern es erhöht auch die Motivation für die weitere Therapie. Der vorgeschlagene Therapieplan sollte unmittelbar aus dem Erklärungsmodell abgeleitet werden, da gut begründete Maßnahmen von den Patienten eher motiviert durchgeführt werden als unbegründete bzw. nur mit der Autorität oder Erfahrung der Therapeuten begründete Interventionen.

Plausibles Erklärungsmodell erhöht die Motivation

Grundlage des Erklärungsmodells ist das oben besprochene psychophysiologische Modell. Die vereinfachte Version davon, die wir in der Therapie verwenden, ist in Abbildung 5 in allgemeiner Form dargestellt. Sowohl „spontan“ auftretende Anfälle als auch starke Angstreaktionen in phobischen Situationen werden als Ergebnis eines „Teufelskreises“ aus den individuell relevanten körperlichen Symptomen (z. B. Herzrasen, Schwindel), Kognitionen (z. B. „Ich könnte verrückt werden“) und Verhaltensweisen (z. B. Hyperventilation) dargestellt.

Teufelskreis der Angst

Bei der Vermittlung des Erklärungsmodells müssen die individuellen Erklärungsschemata der Patienten berücksichtigt werden. Die Aussagen der Therapeuten sollen auf die individuellen Symptome, Verhaltensweisen und Befürchtungen des Patienten zugeschnitten sein. Es wird eine möglichst einfache Sprache gewählt. Grundsätzlich muss das Erklärungsmodell für den Patienten plausibel sein, im Einklang mit möglichst vielen seiner wichtigen Überzeugungen stehen (auch nicht durch seine Erfahrungen falsifiziert werden) und eine Heilungsperspektive eröffnen. Durch gezielte Fragen wer-

Berücksichtigung individueller Erklärungen des Patienten

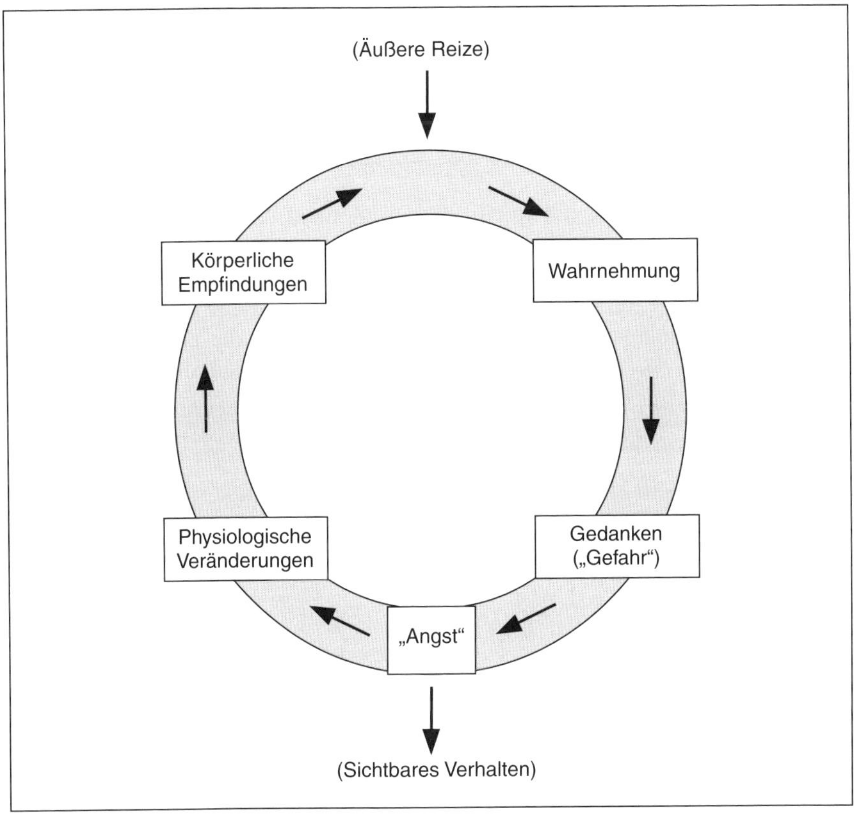

Abbildung 5: Der „Teufelskreis“ bei Panikanfällen. Dargestellt ist der typische Aufschaukelungsprozess, der während Panikanfällen auftritt, und der für den raschen Angstanstieg verantwortlich ist (nach Margraf & Schneider, 1990)

den die Patienten dazu angeleitet, den „Teufelskreis“ bei ihren Panikanfällen anhand ihrer individuellen körperlichen Symptome (z. B. Herzrasen, Schwitzen), Gedanken (z. B. „Ich könnte verrückt werden“) und Verhaltensweisen (z. B. Hyperventilation) zu entdecken.

Beachte: Das „geleitete Entdecken“

Nach unserer Erfahrung hat es sich als sehr bedeutsam erwiesen, den Teufelskreis nicht in einer Art „Frontalunterricht“ zu vermitteln, sondern mithilfe gezielter Fragen den Patienten das Modell selbst entdecken zu lassen. Durch systematisches Nachfragen sollen dem Patienten neue Sichtweisen vermittelt werden. Wichtig ist, ihm dabei nicht zu widersprechen, sondern Alternativmodelle anzubieten (Konjunktiv!). Ein solches individuell erarbeitetes Teufelskreismodell ist in Abbildung 6 wiedergegeben.

Anhand eines Therapieausschnitts soll die Technik des geleiteten Entdeckens kurz dargestellt werden.

Fallbeispiel:

Th.: Womit hat Ihr letzter Angstanfall angefangen?

Pat.: Als erstes habe ich so eine Benommenheit im Kopf wahrgenommen und dann fing auch schon sofort mein Herz an zu klopfen.

Th.: Was haben Sie denn währenddessen gedacht?

Pat.: Ich dachte sofort: „Oh Gott, jetzt fängt es wieder an“, und ich habe auch sofort gemerkt, wie sich mir die Kehle zuschnürte.

Th.: Wie ging es dann weiter? Was haben Sie noch an Symptomen gespürt, was kam dazu?

Pat.: Also mein Herz klopfte immer stärker, und dann fing wieder diese Beklemmung in der Brust an. Wenn die da ist, dann weiß ich, dass es wieder ganz schlimm wird.

Th.: Was haben Sie denn dann gedacht, als es so schlimm war, was ging Ihnen da durch den Kopf?

Pat.: Ich dachte nur: „Bloß raus hier, sonst passiert was Furchtbares!“

Th.: Was hätte denn passieren können?

Pat.: Ich hatte Angst, dass ich umfallen würde, weil mein Herz das nicht mehr aushält. Ich hatte Angst, ich sterbe! Ich bin dann auch sofort aus dem Kaufhaus raus. Draußen ging es mir dann auch bald besser.

Th.: Ich möchte das, was Sie gerade beschrieben haben, noch einmal kurz zusammenfassen, um zu sehen, ob ich Sie auch richtig verstanden habe …

Angst vor der Angst zentral

Informationen über Angst müssen wiederholt werden

Das Teufelskreismodell wird dann sowohl auf „spontan“ auftretende Anfälle als auch auf übermäßige Angstreaktionen in angstauslösenden Situationen angewendet. Die Patienten werden darauf hingewiesen, dass der gemeinsame Nenner für ihre Probleme die „Angst vor der Angst“ sei. Ihre Deutung der Symptome als Hinweise auf eine körperliche Bedrohung sei zwar verständlich, würde jedoch eine Verschlimmerung der Symptome und damit der Angst bewirken. Um sicherzustellen, dass die Prinzipien der Behandlung richtig verstanden werden, wird das vermittelte Wissen durch Rückfragen und Rollenspiele nachgeprüft. Weiterhin werden den Patienten schriftliche Ausarbeitungen der Informationen mit nach Hause gegeben. Der hier geschilderte Prozess kann sich ggf. auch über mehrere Therapiesitzungen erstrecken. Auf keinen Fall sollte der Patient sich ge-

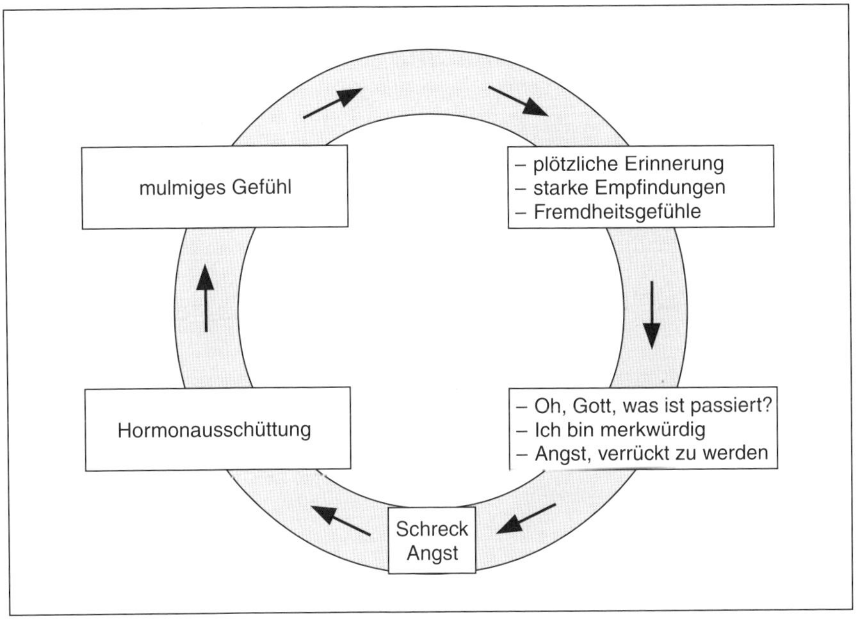

Abbildung 6: Ein individualisierter „Teufelskreis“ für einen konkreten Patienten (nach Schneider & Margraf, 2017)

drängt fühlen, der Meinung des Therapeuten zuzustimmen. Zweifel sollten daher ausführlich und ohne vorgefasste Meinung besprochen werden. Hilfreich ist oft die Hausaufgabe, bei den nächsten Angstanfällen doch einmal gezielt auf die besprochenen Zusammenhänge zu achten und die Beobachtungen dann in der Therapie durchzusprechen. Für den optimalen Erfolg ist es neben dem „geleiteten Entdecken“ auch wichtig, das Entdecken möglicher Zusammenhänge möglichst von deren Veränderung zu trennen. Andernfalls überfordert man häufig den Patienten oder ruft durch den inhärenten Widerstand gegen Veränderung vorzeitig unnötige Probleme hervor.

Häufige Probleme, die vermieden werden sollten

- Mangelnde Auseinandersetzung des Patienten mit dem psychologischen Erklärungsmodell.
- Patienten „überreden“ statt „überzeugen“ wollen.
- „Therapeutischer Overkill“: Patienten argumentativ in die Enge treiben, „Kreuzverhör“.

4.1.2 Korrektur der Fehlinterpretationen körperlicher Symptome

Aus dem Erklärungsmodell werden die weiteren Behandlungsschritte abgeleitet. Der Patient soll verstehen, dass seine Probleme vor allem durch die Fehlinterpretation körperlicher Empfindungen oder anderer Angstsymptome als Zeichen drohender Gefahr aufrechterhalten werden. Tabelle 4 gibt Beispiele für die typischen Fehlinterpretationen von Panikpatienten.

Tabelle 4: Typische Fehlinterpretationen von Panikpatienten (nach Margraf & Schneider, 1990)

Symptome	Gedanken/Interpretation
Palpitationen Brustschmerzen Schwitzen Atembeschwerden	Herzrasen Ich bekomme einen Herzinfarkt.
Schwindel Schwächegefühle Benommenheit Visuelle Symptome Zittern, Blässe	Ich werde in Ohnmacht fallen. Ich habe einen Hirntumor. Ich bekomme einen Schlaganfall.
Atemnot Würgegefühl Kloß im Hals	Ich ersticke.
Kribbeln im Körper	Ich werde gelähmt, bin schwer krank.
Derealisations- und Depersonalisationsgefühle Rasende Gedanken Konzentrationsstörungen	Ich verliere die Kontrolle über mich. Ich werde verrückt.
Alle intensiven Angstsymptome	Diese Angst bringt mich um.

Diese Fehlinterpretationen müssen verändert werden. Dazu wird ein *allgemeines Korrekturschema* angewendet, das aus den folgenden acht Schritten besteht:

1. Identifikation der Fehlinterpretation.
2. Einschätzung des Ausmaßes, in dem die Patienten von der Fehlinterpretation überzeugt sind („Überzeugungsrating" auf einer Skala von 0 % bis 100 %), getrennt für den Zeitpunkt während eines Panikanfalls und außerhalb eines Panikanfalls.
3. Sammeln aller Daten, die für die Fehlinterpretation sprechen.
4. Sammeln aller Daten, die gegen die Fehlinterpretation sprechen (diesen Schritt erst einleiten, wenn wirklich alle Argumente für die Fehlinterpretation vorliegen).

5. Erstellen einer alternativen Erklärung (hier wird das geleitete Entdecken aufgegeben, mögliche Überleitung: „Wir haben jetzt sowohl Argumente dafür als auch dagegen. Ihre bisherige Annahme kann nur die eine Seite erklären, lassen Sie uns mal schauen, ob wir eine Erklärung für das gesamte Geschehen finden.").
6. Sammeln aller Daten, die für die alternative Erklärung sprechen (hierfür eventuell auch noch einmal die Daten aus den Schritten 3 und 4 durchgehen).
7. Überzeugungsrating für die Fehlinterpretation.
8. Überzeugungsrating für die alternative Erklärung.

Dieser Teil der Therapie ist neben der Vermittlung des Erklärungsmodells zentral für die Reduktion der Panikanfälle, gleichzeitig aber erfahrungsgemäß besonders schwierig. Eine große Bedeutung kommt den Argumentationsstrategien der Therapeuten zu.

Praktische Tipps für die Korrektur der Fehlinterpretationen

Es bedarf rhetorischen Geschicks und Einfühlungsvermögens, die Fehlinterpretationen der Patienten zu diskutieren, ohne den Patienten überreden zu wollen. Dabei sind die folgenden Punkte wichtig:

- geleitetes Entdecken,
- immer wieder die Sichtweise des Patienten aufgreifen (statt ständig eine neue Perspektive zu „verkaufen"),
- jegliche Fragen und Zweifel aktiv ermutigen und ausgiebig besprechen,
- Entscheidungskonflikte aufbauen (Extrempositionen!) und
- vor allem Geduld (den Patienten nicht drängen)!

Das Einhalten der Reihenfolge des in dem obigen „Korrekturschema" dargestellten Vorgehens dient der *Minderung von Widerstand*, da der Patient erst ausführlich über seine Befürchtung sprechen kann (Schritt 3), bevor Gegenargumente (Schritt 4) erörtert werden. Das folgende Beispiel soll einen Eindruck vermitteln, wie etwa die Schritte drei und vier des Korrekturschemas durchgeführt werden können.

Fallbeispiel:

Th.: Ich möchte jetzt gemeinsam mit Ihnen alle Gründe sammeln, die dafür sprechen, dass Sie während eines Panikanfalls einen Herzinfarkt bekommen könnten. Wichtig ist hierbei, dass Sie wirklich alle Gründe nennen, die Ihnen dabei durch den Kopf gehen, auch wenn Sie Ihnen jetzt außerhalb des Anfalls als wenig wahrscheinlich erscheinen. Anschließend wollen wir uns das alles noch einmal genauer anschauen.

Pat.: Also, ich kann mir nicht vorstellen, dass so ein starkes Herzklopfen einfach nur Angst ist. Und wenn es Angst ist, müssen doch so massive Symptome auf die Dauer für mein Herz schädlich sein.

Th.: Was gibt es noch für Gründe, die für ihre Befürchtung sprechen?

Pat.: Ja, und dann denke ich natürlich, dass ich ja erblich belastet bin. Mein Vater ist mit 54 Jahren an Herzinfarkt gestorben. Das kam aus heiterem Himmel. Er war vorher nie krank.

Th.: Was spricht noch für Ihre Befürchtung?

Pat.: Hmm ..., mehr fällt mir im Moment nicht ein.

Th.: Gut, Sie können ja zu Hause noch einmal überlegen, ob Ihnen vielleicht noch etwas dazu einfällt. Ich möchte dann jetzt mit Ihnen überlegen, ob es Ihrer Meinung nach auch Hinweise gibt, die gegen Ihre Befürchtung sprechen, dass die Symptome während eines Angstanfalls Hinweise auf einen Herzinfarkt sind?

Pat.: Tja, ich zweifle ja selbst immer wieder daran, aber wenn die Symptome da sind, kommen sofort wieder die Gedanken an einen Herzinfarkt. Wenn ich allerdings jetzt hier bei Ihnen in der Therapie sitze, denke ich selber manchmal: „Du hast schon so viele Anfälle gehabt, aber diese haben nie in einem Herzinfarkt geendet.“ Und auch alle anschließenden medizinischen Untersuchungen haben ja nie irgendeinen Hinweis auf eine Herzerkrankung gegeben. Mein Arzt sagt immer, ich sei völlig gesund.

Th.: Gibt es noch irgendwelche Beobachtungen, die Sie manchmal an Ihrer Befürchtung zweifeln lassen?

Pat.: Na ja, das ist mir manchmal schon peinlich. Aber bis auf das erste Mal ist es jetzt immer so: Sobald ich einen Arzt angerufen habe und ich weiß, er ist unterwegs, merke ich schon, wie die Symptome nachlassen. Bis der Arzt dann da ist, ist meistens schon alles vorbei.

Alle Fehlinterpretationen korrigieren

Die Korrektur der Fehlinterpretationen darf erst dann beendet werden, wenn alle wichtigen Fehlinterpretationen des Patienten besprochen wurden. In der Regel sind dies jedoch nicht mehr als drei. Es sollten nie mehrere Fehlinterpretationen gleichzeitig behandelt werden, sondern immer nur eine, um möglichst konkret und effektiv die Argumente für und gegen die Fehlinterpretation zu formulieren. Darüber hinaus erfordern manche Probleme eine besondere Argumentationsstrategie und Fachwissen. Ein Beispiel für eine besonders häufige Furcht gibt der folgende Kasten.

Beachte: Angst vor der Ohnmacht

Generell benötigen die Therapeuten medizinisches Wissen bezüglich der typischen Krankheitsbefürchtungen der Patienten. Fürchtet etwa ein Patient, während eines Panikanfalls ohnmächtig zu werden, so muss zunächst durch detaillierte Exploration geklärt werden, ob die Patienten überhaupt schon einmal ohnmächtig geworden sind. Falls ja (nur bei einer Minderheit der Patienten[4]), müssen die Umstände der Ohnmacht besprochen werden. Wichtig ist dabei, dass die Ohnmacht entweder ganz ohne Angst erfolgte oder die Angst erst im Anschluss an die Ohnmacht auftrat. Daran anschließend werden die Patienten darüber informiert, dass für eine Ohnmacht ein Abfall des Blutdrucks und der Herzfrequenz notwendig ist, dass diese Parameter aber während ihrer Ängste ansteigen, wodurch eine Ohnmacht nicht mehr, sondern weniger wahrscheinlich wird. Wären zuvor nicht mögliche frühere Ohnmachten besprochen worden, so bestünde die Gefahr, dass der Patient die Informationen des Therapeuten über die Ohnmacht anzweifelt und implizit davon ausgeht, er sei durch starke Angst ohnmächtig geworden.

4.1.3 Verhaltensexperimente

Überprüfung der Befürchtungen

Ein wichtiges Hilfsmittel bei der Korrektur der Fehlinterpretationen stellen sogenannte „Verhaltensexperimente“ dar. Sie dienen dazu, die Fehlinterpretationen des Patienten und die in der Therapie erarbeiteten Erklärungsalternativen im Hinblick auf ihren Wahrheitsgehalt zu überprüfen. Befürchtet etwa ein Patient, in einem Kaufhaus in Ohnmacht zu fallen, so kann dies durch einen Besuch im Kaufhaus überprüft werden. Weitere sinnvolle Verhaltensexperimente sind je nach den Symptomen und Befürchtungen der Patienten etwa körperliche Belastung („Zu viele Symptome schaden meinem Herzen“), Hyperventilation („Der Schwindel führt zur Ohnmacht“) oder Vorstellungsübungen („Durch die Symptome werde ich verrückt“). Verhaltensexperimente erleichtern oft die Korrektur der Fehlinterpretationen, da die Patienten nicht nur im sokratischen Dialog das Pro und Contra ihrer Befürchtungen diskutieren, sondern durch gezieltes Handeln erleben, dass ihre Befürchtungen unangemessen sind.

Konfrontation mit befürchteten Symptomen

Neben der Überprüfung der Fehlinterpretationen können die Verhaltensexperimente auch der Konfrontation mit den gefürchteten Symptomen dienen. Ähnlich wie bei der Konfrontationsbehandlung im Rahmen von Phobien werden die Patienten systematisch den angstauslösenden Reizen ausgesetzt. Im Unterschied zu den Phobien handelt es sich aber hier nicht um externale Reize, sondern um internale Reize wie etwa Herzklopfen, Schwindel, Atemnot. Falls beispielsweise aus der diagnostischen Phase Hinweise auf Hyperventilation

---

4 Hier ist zu prüfen, ob diese Patienten möglicherweise zusätzlich unter einer Blutphobie leiden. Bei Blutphobikern kann es während der Angstreaktion zu einer Ohnmacht kommen.

vorliegen, führen die Patienten wiederholt Hyperventilationsübungen in verschiedenen Situationen durch und achten dabei auf körperliche Symptome, Kognitionen und Angstniveau. Im Laufe der Zeit werden die somatischen Symptome als weniger gefährlich erlebt, und das Angstniveau sinkt.

Beachte:

Verhaltensexperimente dienen der Überprüfung der Fehlinterpretation des Patienten sowie der Konfrontation mit den gefürchteten Symptomen und Situationen.

Tabelle 5 zeigte eine kleine Auswahl möglicher Verhaltensexperimente in Abhängigkeit der gefürchteten Symptome. Generell ist bei der Anwendung von Verhaltensexperimenten zu beachten, dass sie an die individuelle Symptomatik des Patienten angepasst werden.

Tabelle 5: Verhaltensexperimente

Gefürchtetes Symptom	Verhaltensexperiment
Herzklopfen, -rasen etc.	– Übungen zur körperlichen Belastung: Treppensteigen, Kniebeugen, Seilspringen oder Laufen – Konfrontation mit dem eigenen EKG – Koffeinkonsum
Atemnot, -beschwerden	– Hyperventilation – Aufforderung, Atmung willkürlich zu stoppen – durch einen schmalen Strohhalm atmen
Schwindel	– auf der Stelle oder auf Drehstuhl drehen – Hyperventilation – Kopf schütteln – Kopf zwischen Knie (30 s), schnell aufrichten – aus der Hocke aufstehen – Schwindelbilder betrachten
Schwitzen	– Saunabesuch – mehrschichtige warme Kleidung tragen
Gedankenrasen	– Gedankenunterdrückung
Schluckbeschwerden	– Zahnarztspachtel in den Mund legen – Kopf weit in den Nacken legen und schlucken
Derealisation, Depersonalisation	– sich selbst im Spiegel anstarren – Schwindelbilder
Brustschmerzen	– Aufgesetzte Hyperventilation

„Ganz normal" denken

Weitere wichtige Verhaltensexperimente beinhalten den Versuch, „ganz normal" zu denken, fühlen, atmen etc., um auf diese Weise zu demonstrieren, dass eine übermäßige Beschäftigung mit sich selbst bzw. der Frage, ob man noch normal sei (normal denke, fühle, atme, aussehe etc.), verunsichert und sogar das Empfinden abnormer Zustände hervorbringen kann. Auch der Versuch, aktiv nicht an bestimmte Dinge zu denken, ist häufig bedeutsam. Er zeigt dem Patienten, dass dies umso weniger funktioniert, je stärker er es versucht bzw. je wichtiger der zu unterdrückende Gedanke für ihn ist (z. B. „ich könnte verrückt werden", „ich könnte sterben"). In der Tat verstärkt der Versuch der aktiven Gedankenunterdrückung in der Regel den zu unterdrückenden Gedanken noch. Die Konsequenz aus dieser Übung lautet daher, auch unangenehme oder erschreckende Gedanken als Teil des normalen Bewusstseinsstroms zu akzeptieren und zuzulassen – umso eher verschwinden sie dann wieder.

Beachte: Häufige Zusammenfassungen und Rückmeldungen

Bei der sehr stark kognitiv orientierten Vorgehensweise zur Behandlung der Panikstörung spielt eine gute Strukturierung der in der Therapie vermittelten Informationen ebenso wie das Wiederholen der Inhalte eine wichtige Rolle. Beides wird durch häufige Zusammenfassungen erleichtert. Diese Zusammenfassungen sollten sowohl von den Therapeuten als auch von den Patienten erfolgen. Weiterhin ist es günstig, am Ende jeder Therapiesitzung den Patienten noch einmal um eine Rückmeldung über die wichtigsten in der Sitzung behandelten Inhalte zu bitten. Beide Maßnahmen erleichtern das Verständnis, verbessern das Behalten und beugen Missverständnissen vor. Darüber hinaus bieten Zusammenfassungen einen Ausweg, falls die Therapeuten einmal „steckenbleiben" sollten bzw. unvorhergesehen schwierigen Argumenten oder Problemen begegnen. Sie geben den Therapeuten nicht nur wertvollen Zeitgewinn, sondern strukturieren auch das bisherige Geschehen und bieten so in der Regel wertvolle Ansatzpunkte für Lösungen.

4.1.4 Rückfallprophylaxe

Eine explizite Rückfallprophylaxe ist besonders wichtig, da die Panikstörung oft einen stark fluktuierenden Verlauf zeigt, in dem Perioden sehr häufiger Anfälle mit anfallsfreien Phasen abwechseln können. Rückfällen wird durch eine Reihe von Maßnahmen entgegengewirkt:

1. Zunächst wird in der Therapie der Aspekt des *Lernens von Fertigkeiten* betont. Die Patienten sollen die erworbenen Strategien selbstständig außerhalb der Therapiesituation einsetzen können. Dies dient auch einer besseren Generalisierung der Therapieeffekte.
2. Den Patienten werden Rückschläge bzw. *Fluktuationen im Angstniveau* „vorhergesagt", die aber nicht als Katastrophe empfunden werden sollten. Der Rückschlag sollte nicht als Alles-oder-Nichts-Phänomen bewertet werden („ein Angstanfall und die Behandlung war umsonst"). Den Patienten wird der Unterschied zwischen Rückschlägen (überwindbare temporäre Schwierigkeiten) und vollständigen Rückfällen erläutert. Zur

Rückschlag nicht gleich Rückfall

Erklärung der möglichen Rückschläge dient ein Diathese-Stress-Modell. Dieses soll die Patienten gleichzeitig zur Reduktion von Stressoren und Konflikten in ihrem Alltag motivieren.

3. *Hausaufgaben* in möglichst vielen verschiedenen, realistischen und für die Patienten praktisch relevanten Situationen dienen zur Generalisierung und zur Verhütung von Rückfällen (vgl. hierzu Kap. 2.4).
4. Den Patienten besonders gegen Ende der Therapie eigene Entscheidungen bzw. *Eigenverantwortung* in der Therapieplanung übergeben.
5. Weiterhin wird die *Selbstverstärkung* der Patienten betont und bei den verschiedenen Therapieaufgaben geübt.
6. Und schließlich werden am Ende der Therapie noch einmal gemeinsam mit dem Patienten alle früheren Fehlinterpretationen durchgegangen und geprüft, ob *noch Zweifel* an den in der Therapie erarbeiteten Alternativerklärungen bestehen.

Wunsch nach 100% Sicherheit

Viele Patienten suchen etwas, was sie nicht finden können: 100% Sicherheit („Werde niemals einen Herzinfarkt bekommen“, „Nicht vor X Jahren sterben“ etc.).

Vorgehen:
- Der Wunsch ist nachvollziehbar.
- Zur Veränderung: Ad absurdum führen.
  - Konsequent zu Ende denken lassen („Heißt das letztendlich nicht, dass ich unter ständiger ärztlicher Aufsicht sein müsste?“).
  - Kosten-Nutzen-Rechnung anstellen („Ist das Leben unter ständiger ärztlicher Kontrolle noch lebenswert und habe ich im Beisein eines Arztes wirklich die Sicherheit, dass ich nicht sterben werde?“).

Fazit: Weder 100% noch 0% sind angemessen. Es ist eine individuelle Entscheidung, für wie viel Sicherheit man welchen Aufwand treiben möchte. Eins ist aber klar: Egal wie hoch der Aufwand, 100% Sicherheit gibt es nicht!

4.2 Behandlung von Agoraphobien

Frühe Konfrontationsmethodik

Das Grundprinzip der heute üblichen Behandlung von phobischem Vermeidungsverhalten, die Konfrontation mit angstauslösenden Situationen („Exposition“), war schon vor der Beschäftigung der Fachwissenschaften mit diesem Thema bekannt. So beschreibt Goethe, ein berühmter Agoraphobiker, in seinem Werk mit dem Titel „Dichtung und Wahrheit“, wie er sich selbst durch Konfrontation heilte – vor über 200 Jahren! Auch in der Fachliteratur tauchen konfrontative Methoden schon früh auf. Beispielsweise empfahl Oppenheim bereits 1911 in seinem „Lehrbuch der Nervenkrankheiten“, mit den agoraphobischen Patienten zusammen die gefürchteten Plätze zu überqueren. Zur gleichen Zeit weist Siegmund Freud auf die Bedeutung konfrontativer Maßnahmen und die Grenzen der psychoanalytischen Therapie bei Phobien hin. In „Wege der Psychoanalytischen Therapie“ aus dem Jahr 1917 schrieb er dazu Folgendes:

Freud und die Konfrontationstherapie

> Unsere Technik ist an der Behandlung der Hysterie erwachsen und noch immer auf diese Affektion eingerichtet. Aber schon die Phobien nötigen uns, über unser bisheriges Verhalten hinauszugehen. Man wird kaum einer Phobie Herr, wenn man abwartet, bis sich der Kranke durch die Analyse bewegen lässt, sie aufzugeben. … Bei diesen letzteren (den Agoraphobikern) hat man nur dann Erfolg, wenn man sie durch den Einfluss der Analyse bewegen kann, sich wieder wie Phobiker ersten Grades zu benehmen, also auf die Straße zu gehen und während dieses Versuches mit der Angst zu kämpfen. (in: Gesammelte Werke, Band 12, S. 191)

Die Konfrontationsbehandlung gehört sicher zu den am besten untersuchten psychotherapeutischen Interventionen und ist vielfach systematisiert und empirisch überprüft worden. Dabei erwies sich Konfrontation in vivo bei phobischem Vermeidungsverhalten als die Methode der Wahl. Hierbei werden die Patienten gebeten, angstauslösende Situationen aufzusuchen und in ihnen zu verweilen, bis die Angstreaktion abnimmt bzw. ihre Befürchtung, was in der Situation passieren könnte, widerlegt ist. Während über die Grundprinzipien der Konfrontationsbehandlung weitgehend Einigkeit besteht, sind jedoch unterschiedliche Vorgehensweisen gebräuchlich.

Konfrontation: Methode der Wahl

- So stufen viele Programme die zu bewältigenden Situationen nach der Schwierigkeit ab (graduelles Vorgehen). Die Patienten üben dann schrittweise, ihren Aktionsradius auszudehnen.
- Nach den Ergebnissen einiger Katamnesestudien und der Grundlagenforschung an Tiermodellen ist jedoch eine „massierte Konfrontation“ zumindest langfristig wirksamer. Hierbei wird mit Situationen begonnen, die mit hoher Wahrscheinlichkeit starke Angst auslösen werden. Mehrere Stunden Konfrontation täglich an aufeinanderfolgenden Tagen (massierte Übung) scheint die schnellsten und stabilsten Erfolge zu bewirken. Neue Befunde weisen zudem darauf hin, dass Booster-Konfrontationssitzungen, die nach einer Pause von mehreren Tagen durchgeführt werden, helfen, die neu gelernten Erfahrungen besser zu konsolidieren und damit einer Rückkehr der Angst vorzubeugen. Die für die massierte Konfrontation nötige Behandlungsdauer schwankt zwischen circa 5 und 14 Tagen, je nach Verteilung und Dauer der einzelnen Sitzungen.
- Weiterhin unterscheiden sich die einzelnen Ansätze nach der Häufigkeit des Therapeutenkontakts. So kann nach Instruktion durch den Therapeuten zum Beispiel ein Großteil der Übungen allein oder mit Unterstützung des Partners durchgeführt werden. Es gibt auch erfolgreiche Versuche,

die Patienten mithilfe schriftlicher Manuale die Konfrontation ganz allein durchführen zu lassen. Und schließlich zeigen neueste Therapiestudien, dass die Behandlung auch über angeleitete Internettherapie stattfinden kann (Craske et al., 2014; Craske & Stein 2016, vgl. Kap. 4.5.3).

Fallbeispiel: Angst ist gefährlich – Metabotschaften der Agoraphobiebehandlung

Einer agoraphobischen Patientin wurde ihr Vermeidungsverhalten von der Therapeutin mit Hilfe der Zwei-Faktoren-Theorie nach Mowrer erklärt. Die Vermeidung sei also gelernt und müsse nun in der Therapie entsprechend wieder verlernt werden. Die dabei auftretende Angst sei völlig harmlos und drücke keinesfalls irgendwelche Gefahren aus. Als Therapiemethode schlug die Therapeutin ein hierarchisch abgestuftes Reizkonfrontationsprogramm in vivo vor. Sie erklärte der Patientin, dass die Abstufung dazu diene, ihr „nicht zu viel auf einmal" zuzumuten. Während der folgenden Konfrontationstherapie kam es zu erheblichen Problemen mit der Compliance der Patientin, sie zweifelte immer wieder daran, ob ihre Angst tatsächlich ungefährlich sei. Diese Diskussionen und die mangelnde Mitarbeit der Patientin belasteten die therapeutische Beziehung sehr. Wie eine in der Supervision angeregte Befragung ergab, lag zumindest eine Ursache für diese Probleme in einer Inkonsistenz zwischen der direkten Botschaft der Therapeutin „Angst ist ungefährlich" und einer Metabotschaft, die die Patientin aus der Äußerung, die Therapeutin wolle ihr „nicht zu viel auf einmal" zumuten, entnahm. Für die Patientin enthielt diese Äußerung ein Eingeständnis, dass es doch ein „Zuviel" an Angst geben könne und somit also zumindest intensive Angst gefährlich sei. Da ihre Angstzustände in der Vergangenheit sehr stark waren, wollte sie sich dieser Gefahr nicht aussetzen und sie verübelte es der Therapeutin, dass diese scheinbar mit ihren Worten etwas anderes ausdrückte (Angst ist harmlos) als mit ihren Taten (schrittweises, „vorsichtiges" Vorgehen). Hätte die Therapeutin als Begründung für das schrittweise Vorgehen angegeben, dass dies für die Patientin weniger unangenehm oder anstrengend sei, so wäre das Problem möglicherweise nicht entstanden. Noch besser wäre es gewesen, von vornherein nicht ein abgestuftes Programm, sondern mit einer Serie stark angstauslösender Angstsituationen zu beginnen.

Die Forschungsergebnisse zur konkreten Vorgehensweise von Konfrontationsübungen sind mehrdeutig. Jedoch weisen Studien mit langjährigen Katamnesen und Arbeiten aus der Tierforschung darauf hin, dass eine massierte Reizkonfrontation langfristig die günstigste Prognose zeigt. Darüber hinaus zeigt die klinische Erfahrung, dass das massierte Vorgehen bzgl. mehrerer Punkte hilfreich ist:

- eindeutige Metabotschaft: Angst ist nicht gefährlich (vgl. Fallbeispiel oben),
- weniger Belastung des Patienten durch schnelle Angstreduktion (häufig schon nach den ersten Übungsblocks deutliche Angstreduktion),
- weniger Erwartungsangst: Viele Patienten gewinnen schon bald nach den

ersten starken Angstreaktionen Zuversicht („Wenn ich den ‚Supergau' überlebt habe, dann schaffe ich auch die anderen Situationen.").

Im Folgenden wird das Vorgehen bei der massierten Reizkonfrontation besprochen, die meist die optimale Therapiemöglichkeit darstellt. Dabei beginnen wir mit der Vorbereitung des Patienten, die für die Durchführung der Therapie von zentraler Bedeutung ist.

Beachte: Kontraindikationen für massierte Reizkonfrontationen

Die massierte Reizkonfrontation sollte nicht durchgeführt werden bei
- real gefährlichen Situationen (z. B. Autofahren, Bergsteigen auf engen Berggraten),
- Komorbidität mit einer körperlichen Erkrankung, die die körperliche Belastbarkeit nennenswert einschränkt (z. B. akute Herzinfarktgefahr, Epilepsie, Asthma),
- Situationen, in denen Leistungen erbracht werden müssen.[5]

In diesen Fällen sollte stattdessen ein graduelles Verfahren angewandt werden, bei dem der Patient Schritt für Schritt an die schwierigste Situation herangeführt wird.

4.2.1 Vorbereitung auf die Konfrontationsübungen

Vermittlung eines Erklärungsmodells

Anhand von Beispielen aus der Anamnese wird dem Patienten ein Erklärungsmodell für die Angstproblematik vermittelt, aus dem das therapeutische Vorgehen abgeleitet wird. Grundlage für dieses Gespräch bildet die Zwei-Faktoren-Theorie der Angst, ggf. erweitert um Aspekte des Inhibitionslernens bei Extinktion sowie Angaben zu Sicherheitssignalen, Prädispositionen und „Preparedness". Diese Theorien werden auf die individuellen Symptome, Verhaltensweisen, Befürchtungen und „naiven" Erklärungsschemata der Patienten zugeschnitten. Dem Patienten muss deutlich werden, dass das Vermeidungsverhalten zentral für die Aufrechterhaltung seiner Ängste ist und diese letztendlich stabilisiert: Vermeidungsverhalten verschafft dem Patienten kurzfristig eine Angstreduktion. Langfristig verstärkt dieses Verhalten jedoch die Angst, da sich der Patient jedes Mal von neuem bestätigt, dass diese Situation gefährlich geworden wäre, wäre er länger in dieser Situation geblieben.

Ähnlich wie bei der Vermittlung des Teufelskreismodells ist es auch hier entscheidend, die eigenen Erfahrungen der Patienten bei der Erarbeitung des Modells zu integrieren. Als sehr hilfreich haben sich die in Abbildung 7 aufgeführten Verlaufskurven für Angst in phobischen Situationen erwiesen.

5 Vgl. hierzu den Zusammenhang von Erregung und Leistung als umgekehrte U-Kurve: Bis zu einem gewissen Ausmaß steigert Erregung unsere Leistung, zu viel Erregung wiederum senkt jedoch unsere Leistungsfähigkeit.

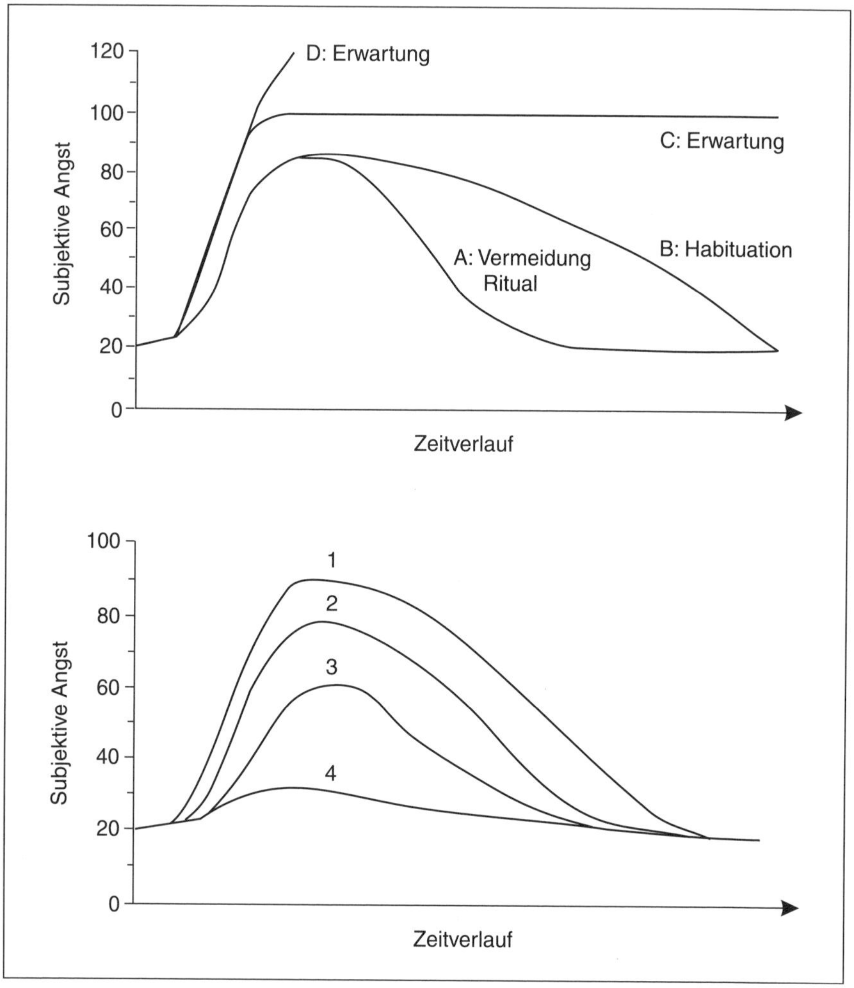

Abbildung 7: Grafische Darstellung des Verlaufes von Angst bzw. Erregung bei der Konfrontation mit Angstreizen. Der erste Teil der Abbildung zeigt Verlaufskurven ohne therapeutische Intervention. Typisch ist der rasche Anstieg mit einem langsameren Abfallen der Angst. Ohne Behandlung zeigen die Patienten in der Regel Vermeidungsverhalten (Kurve A: Vermeidung) und erreichen so nicht den Punkt, an dem die Kurve von allein abfällt (Kurve B: Habituation). Die Kurven C und D zeigen vom Patienten befürchtete Verläufe mit einer scheinbar „unendlich" anhaltenden (C) oder immer weiter ansteigenden (D) Angst, die erst durch eine als imminent wahrgenommene Katastrophe (z. B. Tod durch Herzstillstand) beendet werden könnte. Der zweite Teil der Abbildung zeigt die Verlaufskurven bei therapeutischer Konfrontation: Dabei machen die Patienten die Erfahrung, dass Angst von allein abnimmt („habituiert"), wobei die Kurve bei wiederholter Konfrontation (1. bis 4. Durchgang) immer weiter abflacht (nach Schneider & Margraf, 2017).

Nach unserer klinischen Erfahrung hat sich die folgende Vorgehensweise für die Erarbeitung der Angstverlaufskurven sehr bewährt[6]:

Praktische Tipps für die Erarbeitung der Angstverlaufskurven

1. *Grafische Darstellung der bisherigen Erfahrungen in agoraphobischen Situationen.* Der Patient wird gebeten, den bisherigen Verlauf seiner Ängste in den von ihm gefürchteten Situationen aufzuzeichnen. Hierzu bereitet der Therapeut mehrere Blätter Papier vor, auf denen zwei Graphen dargestellt sind. Der waagerechte Graph (x-Achse) stellt den Zeitverlauf dar, der senkrechte (y-Achse) das Ausmaß der Erregung bzw. Angst von 0 bis 10 (vgl. Abb. 7). Der Patient trägt nun für mehrere, unterschiedliche Situationen den Angstverlauf selbst in die Grafik ein. Günstig ist es, zunächst mit der ersten starken Angstreaktion zu beginnen, die der Patient erinnert.
2. *Erläuterung der bisherigen Lerngeschichte.* Neben allgemeinen Informationen über die Angst erläutert der Therapeut an dieser Stelle mit der Technik des geleiteten Entdeckens v. a., wie das Vermeidungsverhalten des Patienten die Angst zwar kurzfristig reduzieren konnte, langfristig aber zur Stabilisierung der Angstreaktionen geführt hat.
3. *Gedankenexperiment: Was wäre wenn …?* Der Therapeut bittet den Patienten, sich auf ein Gedankenexperiment einzulassen. Er fordert hierzu den Patienten auf, sich vorzustellen, was passieren würde, wenn der Patient in einer stark angstauslösenden Situation wäre und er keine Möglichkeit zur Vermeidung hätte. An dieser Stelle muss der Therapeut durch „sanfte Penetranz" den Patienten immer wieder auffordern, das Gedankenexperiment zu Ende zu denken. Ziel ist es, den Patienten selbst entwickeln zu lassen, dass auch starke Ängste mit der Zeit abnehmen, ohne dass die vom Patienten befürchtete Katastrophe eingetreten ist.
4. *Erläuterung des Therapieziels.* Es wird mitgeteilt, dass es Ziel der Therapie ist, stark angstauslösende Situationen aufzusuchen und so lange in der Situation zu bleiben, bis die Angstreaktion abnimmt und die Befürchtung des Patienten widerlegt ist. Der Patient soll in diesen Situationen die Erfahrung sammeln, dass die Angstreaktion ganz von alleine abnimmt, ohne dass er irgendwelche Hilfsmittel einsetzen muss.

Neben der Vermittlung des Erklärungsmodells werden dem Patienten in dieser Phase der Therapie die Informationen über die konkrete Durchführung der massierten Reizkonfrontation in seinem individuellen Fall gegeben.

6 Dieses Vorgehen geht auf Hinweise von Wolfgang Fiegenbaum, Christoph-Dornier-Stiftung für Klinische Psychologie, zurück.

Absetzen von Medikamenten

Falls der Patient Medikamente gegen die Angst einnimmt, soll an dieser Stelle mit ihm das Absetzen der Medikamente besprochen werden. Die Einnahme von Medikamenten während der Konfrontationsübungen verhindert in der Regel einen deutlichen Therapieerfolg und verlängert die Therapie unnötig. Für den Patienten stellt sich mit den ersten erfolgreich absolvierten Konfrontationsübungen die Frage, worauf er den Erfolg attribuieren soll. Ob er die Situation wohl auch ohne Medikamente schaffen würde. Dies sollte dem Patienten erläutert werden, damit er in Absprache mit seinem behandelnden Arzt die Medikamente absetzen kann.

Flucht wird verhindert

Weiterhin erklärt der Therapeut, dass er Fluchttendenzen des Patienten während der Reizkonfrontation nicht unterstützen, sondern verhindern wird. Dem Patienten wird erläutert, dass ein Unterstützen von Fluchtverhalten durch den Therapeuten einem Kunstfehler gleichkäme. Der Patient würde dadurch sozusagen mit der Zustimmung des Therapeuten das gleiche Problemverhalten zeigen, das zuvor zu der Ausbildung der agoraphobischen Ängste geführt habe. Dies könnte möglicherweise sein bisheriges agoraphobisches Verhalten weiter verstärken.

Sicherheitssignale sind nicht erlaubt

Schließlich wird er darauf hingewiesen, dass er während der Therapie keine Sicherheitssignale (z. B. Handy, um jederzeit den Arzt rufen zu können, eine einzelne Tavor) mit sich tragen soll und dass dies zu Beginn der Therapie überprüft wird. Schon mehrmals mussten wir die Erfahrung machen, dass die „eine Tavor“, die der Patient im zusammengeknüllten Taschentuch in seiner Hosentasche mit sich trug, den Erfolg einer ganzen Konfrontationswoche infrage stellte. Diese eine Tablette ermöglicht dem Patienten die kognitive Vermeidungsstrategie, dass er im Falle ganz starker Angst zur Not zur Tablette greifen könnte. Eine solche Kognition widerspricht dem Therapieziel.

Bedenkzeit einräumen

Nachdem das Erklärungsmodell dargestellt und die Fragen und Zweifel des Patienten bezüglich des Modells geklärt wurden, folgt eine kurze Bedenkzeit, in der der Patient sich für oder gegen die Behandlung entscheiden soll. Um diese schwere Entscheidung zu ermöglichen, muss für den Patienten zuvor das Modell verständlich und überzeugend vermittelt worden sein. Auch wenn Patienten sofort in die Behandlung einwilligen wollen, werden sie noch einmal gebeten, ihre Entscheidung zu überdenken. Dieses Vorgehen erlaubt eine Maximierung der Therapiemotivation des Patienten, die für die Durchführung der eigentlichen Konfrontationsbehandlung notwendig ist.

Beachte: Anforderungen an den Angsttherapeuten

Viele Therapeuten haben mit der Konfrontationsbehandlung Schwierigkeiten, da der Patient ja wirklich starke Belastungen während der Konfrontation erleben wird. Patienten mit Agoraphobie sind jedoch in der Regel durchaus bereit, starke Angst zu ertragen, wenn sie überzeugt sind, dass diese

Behandlung letztendlich erfolgreich ist. Ganz bedeutsam für die Zuversicht des Patienten ist dabei die Person des Therapeuten. Ein Therapeut, der bzgl. des Therapierationals klar und überzeugt ist und gleichzeitig empathisch auf die Schwierigkeiten des Patienten eingeht, wird die meisten Angstpatienten für eine Konfrontationstherapie gewinnen können. Therapeuten, die selbst jedoch der Konfrontationsmethode gegenüber ambivalent sind, werden die Erfahrung machen, dass ihre Patienten schwer zu motivieren sind. Wir erleben insbesondere bei unerfahrenen Therapeuten, dass sie vor den ersten Konfrontationsbehandlungen ähnliche Befürchtungen wie die Patienten äußern: „Vielleicht ist dies ja der erste Patient, dem wirklich etwas passiert.“ Solche Ängste sind normal und können am besten angegangen werden, wenn die Therapeuten vor der ersten eigenen Konfrontationsübung einen erfahrenen Kollegen begleiten, um somit sicher und überzeugt in die erste eigene Konfrontationstherapie einsteigen zu können.

4.2.2 Massierte Reizkonfrontation

Die eigentliche Phase der massierten Reizkonfrontation wird am besten an 5 bis 14 aufeinanderfolgenden Tagen durchgeführt. Dabei sollten pro Übungsblock über die Dauer von mindestens zwei Stunden angstbesetzte Situationen des Patienten aufgesucht werden. Die Situationen für die Konfrontation in vivo werden zuvor konkret und detailliert zusammen mit den Patienten besprochen, ohne jedoch dem Patienten die genaue Reihenfolge, in der die Übungen durchgeführt werden, mitzuteilen.

Planung und Ausgestaltung von Konfrontationsübungen

Die Planung eines Konfrontationsprogramms erfordert vom Therapeuten organisatorisches Geschick und eine gute Ortskenntnis, um z. B. abschätzen zu können, welche Buslinie zu welcher Zeit besonders hoch frequentiert ist oder in welchem Kaufhaus oder Supermarkt zu welcher Zeit die längsten Warteschlangen sind. Folgende Punkte sollten bei der Planung von Konfrontationsübungen berücksichtigt werden:

- Die Übungen müssen an die individuelle Symptomatik angepasst sein.
- Begonnen wird mit mittleren bis stark angstauslösenden Situationen.
- Es muss genügend Zeit für die einzelnen Übungen vorhanden sein, damit der Patient die Möglichkeit hat, eine Reduktion seiner Angst in der Situation zu erleben.
- Die Übungen werden in zufälliger Reihenfolge durchgeführt.
- Übungen werden variiert und in verschiedenen Situationen wiederholt.

- Vertiefte Extinktion: Verschiedene Angstreize sollen miteinander kombiniert werden (z. B. Hyperventilieren in einem Fahrstuhl).
- Das Ziel ist ein für den Patienten spürbarer Angstanstieg und -abfall in der Situation sowie das Widerlegen der Befürchtungen des Patienten. Kein Angstanstieg ist problematisch.
- Der Patient wird für das Ertragen von Angst und nicht für Angstfreiheit verstärkt.

Die ersten Übungen müssen besonders sorgfältig geplant und vom Therapeuten in jedem Fall begleitet werden, da sie entscheidend für den weiteren Therapieverlauf sind. Eine schlecht geplante Konfrontationsübung kann u. U. einen motivierten Patienten zu einem Abbruch der Konfrontation bewegen. Die ersten Übungen sollten unter verschiedenen Gesichtspunkten therapeutisch gut kontrollierbar sein. So sollten sie langanhaltende Angstreaktionen ermöglichen, damit der Patient möglichst schnell erfahren kann, dass seine Angst weniger wird und seine Befürchtung nicht eintritt. Übungen wie Bus- oder U-Bahnfahren sind als Einstieg ungünstig, da sie nicht dazu geeignet sind, die Angst über lange Zeit auf einem gleichbleibend starken Niveau zu halten. Viele Patienten erleben mit jedem Halten des Busses oder der U-Bahn eine Angsterleichterung, da sie zur Not ja rausspringen könnten, was den Prozess der Angstreduktion unnötig verlängert. Eine viel bessere Einstiegsübung wäre stattdessen eine Höhenkonfrontation, bei der der Patient auch über mehrere Stunden in der Situation verweilen kann, ohne dass der Angststimulus sich verändert.

Zu Beginn gut kontrollierbare Situationen wählen

Weiterhin sollten für die ersten Übungen Situationen ausgesucht werden, in denen Patient und Therapeut möglichst ungestört sind und der Therapeut die Möglichkeit hat, Fluchttendenzen des Patienten zu unterbinden. Nichts ist störender als ein Hausmeister, der eine Höhenkonfrontation unterbricht, um sich darüber zu beschweren, dass Patient und Therapeut nun schon zwei Stunden im obersten Stockwerk des Hochhauses an der Glasscheibe stehen. In einem solchen Fall ist es besser, den Hausmeister vorher zu informieren. Andere Konfrontationsabenteuer berichten von Therapeuten, die, beim Versuch, eine Patientin von der Flucht abzuhalten, von Passanten angegangen wurden und denen mit der Polizei gedroht wurde.

Störquellen während Übungen ausschalten

4.2.3 Hinweise für die Durchführung der Konfrontationsübungen

Erwartungsangst möglichst gering halten

Die Übungssituationen werden zügig aufgesucht. Für den Patienten ist der schwierigste Teil einer Konfrontation der Moment, in dem er sich der Angst stellt und seine Erwartungsangst überwinden muss. Entscheidend für eine erfolgreiche Konfrontation ist daher, dass die Übungssituation zügig und ohne längere Vorbesprechung aufgesucht wird. Der Therapeut lässt sich aus diesem Grund auf keine längere Diskussion mit dem Patienten ein (z. B. ob heute ein geeigneter Tag zum Üben ist oder ob es sich wirklich lohnt, gerade diese Situation zu üben). Vielmehr gibt der Therapeut empathisch, aber gleichzeitig eindeutig und klar zu verstehen, dass die Situation auf jeden Fall geübt wird, genau wie besprochen. Der Therapeut trägt die Verantwortung dafür, dass dies auch möglich ist und die Übungssituation so gut vorgeplant ist, dass keine unnötigen Zeitverzögerungen auftreten, die nur die Erwartungsangst des Patienten stärker werden lassen.

Erwartungsverletzungen herbeiführen

Es geht darum, die Befürchtungen des Patienten zu widerlegen. Vor Beginn der Konfrontation wird der Patient nach seinen Befürchtungen bzgl. der Angstsituation gefragt und diese werden auf dem Arbeitsblatt „Konfrontationsübung“[7] eingetragen (vgl. Anhang, S. 85). Es ist darauf zu achten, dass die Erwartungen so formuliert und niedergeschrieben werden, dass sie auch überprüfbar sind und sich auf die konkrete Situation beziehen und somit nicht allgemein formuliert sind. Der Patient wird gebeten, auf dem Arbeitsblatt anzugeben, wie überzeugt er davon ist, dass seine Befürchtung eintreffen wird (0 bis 100 %), und einzuschätzen, wie viel Angst er vor der Übung hat (0 bis 100 %).

Konfrontationserfahrungen dokumentieren

Übungen werden schriftlich dokumentiert. Hat der Patient eine Expositionsübung absolviert, werden auf dem Arbeitsblatt „Konfrontationsübung“ (vgl. Anhang, S. 85) folgende Punkte ergänzt:

- Angststärke zu Beginn, während und am Ende der Übung.
- Ist die Befürchtung eingetreten? Ja/Nein.
- Woran hat der Patient gemerkt, dass die Befürchtung nicht eingetreten ist?
- Was hat der Patient gelernt?
- Wie sehr denkt der Patient, dass seine Befürchtung beim nächsten Mal eintritt?

Am Ende eines Übungsblocks werden gemeinsam mit dem Patienten über die verschiedenen Übungen hinweg Angstverlaufskurven gezeichnet. Die schriftliche Aufarbeitung hat zum Ziel, dem Patienten noch einmal die zuvor gemachten Lernerfahrungen zu verdeutlichen, den dahinterstehenden Habituationsprozess zu dokumentieren und auf das Nichteintreten seiner Befürchtung hinzuweisen. Außerdem kann auf diese schriftliche Dokumentation zurückgegriffen werden, wenn der Patient zu einem späteren Zeitpunkt ein Abflachen der Motivation zu Konfrontationsübungen zeigt und keine weiteren Übungen mehr machen möchte.

Gedächtniskonsolidierung stärken

Erfolge werden festgehalten. Hat der Patient eine Situation erfolgreich gemeistert, sollte dies anhand von Fotos/Videos (z. B. Bild oben vom hohen Turm) oder Ähnlichem (z. B. Kassenbon vom ersten Einkaufen, Ticket vom

7 Dieses Formblatt orientiert sich an dem von Michelle Craske vorgeschlagenen Vorgehen der Überprüfung von Erwartungsverletzung zur Optimierung von Extinktionslernen (Craske et al., 2014).

Kinobesuch) festgehalten werden, sodass der Patient die Situation immer wieder mithilfe dieser Erinnerungsstütze gedanklich erinnern kann. Der Patient kann auch ein Expositionsbuch führen, in das er zu jeder Expositionsübung das Arbeitsblatt „Konfrontationsübung“ (vgl. Anhang, S. 85) ablegt sowie Bilder, Erinnerungen etc. reinklebt und sich Notizen macht.

Hochfrequente Konfrontation

Konfrontationsübungen müssen dicht aufeinander folgen. Der häufigste Fehler in der Durchführung von Expositionsübungen ist, dass die Übungen nicht systematisch und nicht dicht aufeinander erfolgen. Oft wird eine einzelne Übung durchgeführt und nach ein paar Tagen oder sogar erst nach einer Woche die nächste Übung. Die Grundlagenforschung zu Angstkonditionierung und -extinktion zeigt jedoch, dass eine überdauernde Reduktion der Angst nur dann gewährleistet ist, wenn die Exposition häufig und dicht hintereinander durchgeführt wird. Es muss daher sichergestellt sein, dass der Patient ab der ersten Expositionsübung jeden Tag mehrmals hintereinander Übungen durchführt. Es ist von großer Bedeutung, dass der Patient bei einer Zustimmung zur Expositionstherapie auch klar signalisiert hat, genügend Zeit für Expositionsübungen in seinem Alltag einzuplanen. Kann dies nicht gewährleistet werden, sollte von einer Expositionstherapie abgesehen werden.

Tabelle 6 zeigt exemplarisch das Programm für zwei Tage einer massierten Reizkonfrontation bei einem Patienten unserer Ambulanz. Die Patienten werden instruiert, so lange in den einzelnen Situationen zu bleiben, bis die Angst „von selbst“ geringer wird, ohne zu versuchen, die Angst zu unterdrücken oder sich abzulenken. Die Begleitung durch den Therapeuten sollte so bald wie möglich ausgeschlichen werden. Die Patienten werden für die Durchführung der Konfrontationsübungen (nicht aber für Angstfreiheit) verstärkt und zur Selbstverstärkung angehalten.

Tabelle 6: Beispiel für die ersten beiden Übungsblöcke einer massierten Reizkonfrontation

Erster Übungsblock	– Autofahrt zum Tetraeder in Bottrop – Besteigung des Tetraeders – Weiterfahrt – über die Ruhrtalbrücke – zum Fernsehturm nach Düsseldorf – Mahlzeit im Fernsehturm – Weiterfahrt nach Köln: Spaziergang durch die Innenstadt, Aufsuchen von Kaufhäusern, Besuch des Kölner Doms – Abendessen in überfülltem Altstadtrestaurant – Abendvorstellung in Multiplex-Kino – Übernachtung im Hotel
Zweiter Übungsblock	– Im Hotel: Besuch der Sauna und der Sonnenbank – Fahrt mit der Kölner Rheinseilbahn – U-Bahnfahrt mit Umsteigen in Bus und S-Bahn – Mittagessen in vollem Chinarestaurant – Autofahrt ins Bergische Land – Spaziergang im Wald – Übernachtung allein in kleinem, einsam gelegenen Hotel

Sobald der Therapeut sicher ist, dass der Patient kein Flucht- und Vermeidungsverhalten mehr zeigen wird, sollte der Patient in Absprache mit dem Therapeuten alleine phobische Situationen aufsuchen. In dieser Phase finden noch häufig Patient-Therapeut-Kontakte statt, um möglicherweise aufgetretene Probleme frühzeitig zu bearbeiten. Diese Selbstkontrollphase gewährleistet, dass der Patient auch nach der Therapie die gelernten Fertigkeiten alleine anwenden kann. Zum Abschluss der Therapie wird noch einmal betont, dass es in der Therapie um die Vermittlung von Fertigkeiten geht, die selbstständig auch bei wieder auftretenden Ängsten eingesetzt werden können, um Rückfällen vorzubeugen.

Im Folgenden wird eine Gesprächssequenz zwischen Therapeutin und Patientin am Ende einer Konfrontationstherapie wiedergegeben:

Fallbeispiel: Die Konfrontationstherapie aus der Sicht der Patientin

Pat.: Also, ich bin aus dem Aufzug raus und dann musste ich ja die paar Stufen runter zu dem Balkon gehen. Und das war ja alles so offen und so hoch – also, ich wollte ja nicht. Das war ja ein Schock. Als ich dann die Treppe runterkam, fing das sofort an, das Zittern, Schmerzen auf der Brust, Herzrasen, ein Schwindel, dass ich auch den Kopf nicht bewegen konnte. Ich stand da kerzengerade und steif. Und hatte eine wahnsinnige Angst. Aber ganz schnell. Die kam ganz schnell.

Th.: Hatten Sie denn da auch den Gedanken, jetzt passiert gleich was mit Ihnen?

Pat.: Ja. Zumal, ich stand ja auch auf der Höhe, und es war ja nicht direkt ein Arzt bei mir. Dann haben die Knie angefangen zu zittern. Das war das nächste Symptom, außer Herzschmerzen und Herzrasen. Mir war eiskalt und ich musste dann anfangen zu weinen. Das Weinen ging eigentlich ziemlich schnell wieder zurück, was mich sehr erstaunt hat, normal dauert das immer länger. Und je länger ich da stand, hatte ich dann direkt gespürt, wie das langsam wieder zurückging. Die Knie haben dann wieder aufgehört zu zittern, der Schmerz in der Brust ging auch weg, der Schwindel hat etwas länger gebraucht, bis ich dann von rechts nach links gegangen bin. Sie sagten ja, die Füße erst nachziehen, ich habe mich ja überhaupt nicht getraut, die Füße zu heben. Ich bin richtig geschlichen. Das ging auf einmal alles wieder weg.

Th.: Und was haben Sie dann gedacht, als Sie das merkten, dass das so langsam weniger wurde?

Pat.: Ja, zunächst konnte ich überhaupt nicht glauben, dass das weniger wurde. Ganz von alleine, ohne dass etwas passierte. Ohne dass ich zum Arzt ging. Das war mir unwahrscheinlich. Wie ein – Wunder. Da hätte ich mich am liebsten gekniffen, ob's überhaupt wahr ist. – Wir sind ja dann noch an eine andere Stelle und da war ja dann auch nichts mehr. Ich hatte etwas Beklemmungen, bevor wir zu der Stelle hinkamen, weil ich dachte: „Kommt jetzt die Angst?" Das war ja schon ein bisschen die Angst vor der Angst. Aber ich hatte schon die Gewissheit: „Wenn was kommt, es passiert dir nichts." Also, das war schon da. Und dann habe ich es auch zu Hause probiert. Ja, sehr oft sogar habe ich es alleine probiert zu Hause. Nichts! Mit allen möglichen Tricks noch probiert. Die Tochter hat mir dann noch einen Stuhl hingestellt, damit ich höher stehe über der Brüstung drüber. Und es war absolut nichts, gar nichts. Ein Wunder ist geschehen.

Th.: Sie haben viel Mut aufgebracht und erfahren, dass es auch so geht. Ohne Arzt.

Pat.: Es war ja vorher immer so, der erste Gedanke: „Zum Arzt! Nur der Arzt kann helfen." Auch früher, wenn mir irgendwo in 'ner Menschenmenge schlecht wurde, dann hatte ich immer den Drang: weg, ins Auto und nach Hause. Also, zu Hause war ich am sichersten.

Th.: Und das war ja das erste Mal, dass Sie das nicht gemacht haben, diesem Drang gefolgt. Wahrscheinlich war er auch da.

Pat.: Sie haben mich ja auch nicht gelassen *(lacht).*

Th.: Nee, ich habe Sie auch nicht gelassen.

Pat.: Sie hätten mich gehalten, das wusste ich ja. Aber ich hatte auch wirklich das *Bedürfnis, das auszuhalten.* Das habe ich mir jetzt auch fest vorgenommen, wenn irgendein Symptom wiederkommt, dass ich das zulasse. Ich habe auch festgestellt, umso schneller geht es wieder weg. Ich lasse es zu. Das kommt dann wahrscheinlich sehr stark und geht sofort dann wieder weg.

Th.: Genau, und das ist im Prinzip die zentrale Botschaft der Therapie, dass Sie die Angst immer zulassen.

Pat.: Dass ich das immer wieder tue und dass mir dann nichts passiert. Das weiß ich!

4.2.4 Rückfallprophylaxe

Eine explizite Rückfallprophylaxe ist auch nach der Behandlung der Agoraphobie essenziell und sollte die gleichen Maßnahmen wie unter Kapitel 4.1 beschrieben umfassen. Insbesondere ist darauf zu achten, dass in der letzten Phase der Therapie der Patient im Rahmen von Hausaufgaben Konfrontationsübungen in vielen verschiedenen, realistischen und für die Patienten praktisch relevanten Situationen durchführt und die Erfahrungen anhand des Arbeitsblatts „Konfrontationsübungen" nachbereitet (vgl. hierzu Kap. 2.4). Es geht darum, maximal viele und neue angstreduzierende Assoziationen in den ursprünglich gefürchteten Situationen aufzubauen und so langfristig Rückfällen vorzubeugen. Es bietet sich an, mit dem Patienten die Arbeitsblätter „Konfrontationsübungen" oder gar das Konfrontationstagebuch gemeinsam durchzuschauen und die Konfrontationserfahrungen in Erinnerung zu rufen. Der Patient soll dazu ermuntert werden, dies nach Abschluss der Therapie von Zeit zu Zeit zu tun. Schließlich ist es hilfreich, den Patienten zum Abschluss der Behandlung zu fragen, was für ihn die wichtigste Lernerfahrung und Botschaft der Therapie sei.

4.3 Wirkungsweisen der Methoden

Konfrontation und Reattribuierung

Im Gegensatz zur allgemeinen Wirksamkeit kognitiv-verhaltenstherapeutischer Behandlungen ist die Frage nach den wirksamen Komponenten der verschiedenen Therapieprogramme nicht vollständig geklärt. Isaac Marks und Edna Foa stellten schon früh die Hypothese auf, dass „Exposure" (Konfrontation) der gemeinsame Nenner aller erfolgreichen Angstbehandlungen sei. Nach Marks (1987) ist jedoch der Mechanismus, der den Konfrontationserfolgen zugrunde liegt, ungeklärt. Foa und Kozak (1986) stellten die Theorie auf, dass durch die Konfrontation in vivo Modifikationen semantischer Netzwerke, in denen die phobischen Objekte und die eigene Furchtreaktion repräsentiert sind, stattfinden. Physiologische Habituation während der Konfrontationsübung führe zu einer Lockerung der Assoziation zwischen den Auslöser- (z. B. Kaufhaus) und Reaktionselementen (z. B. Herzklopfen). Die Integration korrektiver Informationen über die Bedeutung der gefürchteten Elemente in das Netzwerk (z. B. Herzklopfen führte nicht zum körperlichen Zusammenbruch, also ist Herzklopfen gar nicht so gefährlich) wird dadurch erleichtert. Diese Erfahrung wiederum führt dazu, dass die Patienten bei der nächsten Konfrontation geringere physiologische Reaktionen zeigen. Eine Reihe von Studien ist mit der von Foa und Kozak formulierten Theorie vereinbar.

Hemmende Assoziationen lernen und erinnern

Bouton (1993) geht in seiner Theorie des Inhibitionslernens bei Extinktion noch einen Schritt weiter als Foa und Kozak (1986) und formuliert, dass es bei Expositionstherapien nicht zur vollständigen „Löschung" der ursprünglichen Assoziation von konditioniertem Reiz (z. B. Fahrstuhl) und Panikreaktion (US) kommt, sondern die ursprüngliche Assoziation zwischen dem angstauslösenden Reiz (CS) und dem unkonditionierten Stimulus (US) bestehen bleibt. Er postuliert, dass es parallel zum Aufbau einer inhibitorischen (nicht angstauslösenden) Assoziation (CS-noUS) kommt, die im Wettbewerb zur ursprünglich erlernten Assoziation steht und stark kontextabhängig ist (vgl. Kap. 2.4). Die Modelle von Foa und Kozak sowie Bouton nehmen somit übereinstimmend an, dass es durch die Expositionsbehandlung zu neuen angstreduzierenden Verknüpfungen mit dem gefürchteten Angstreiz kommt. Im Unterschied zu Foa und Kozak betont jedoch Bouton, dass die ursprüngliche CS-US-Assoziation bestehen bleibt und so zu einer Rückkehr der Angst beitragen kann. Konfrontationstherapien dürfen daher nicht nur auf einen reinen Habituationsprozess setzen, sondern müssen Extinktionslernen, also den Aufbau robuster inhibitorischer Assoziation mit dem gefürchteten Reiz, optimieren. Wie bereits in Kapitel 2.4 berichtet, liegt eine Reihe translationaler Studien vor, die die Theorie des Inhibitionslernens bei Extinktion unterstützen. In einer jüngst erschienen Arbeit konnte bei Kindern mit Angststörungen gezeigt werden, dass eingeschränktes Extinktionslernen, gemessen mit einem klassischen Pawlowschen Konditionierungs- und Extinktionsparadigma vor Beginn einer kognitiven Verhaltenstherapie, den Erfolg der Behandlung vorhersagen konnte. So sprachen Kinder mit Angststörungen, die vor Behandlungsbeginn in einem Extinktionsparadigma eine „schlechte" Extinktionsleistung zeigten, signifikant weniger gut auf die Behandlung an als Kinder mit Angststörungen, die zuvor erfolgreich Extinktionslernen zeigten.

Befunde aus einer von uns durchgeführten Behandlungsstudie an Panikpatienten mit und ohne Agoraphobie weisen darauf hin, dass die Angstsymptomatik langfristig stabiler und besser durch ein Behandlungsprogramm reduziert werden kann, das Konfrontationselemente enthält, im Vergleich zu einem rein kognitiven Programm, das keinerlei Konfrontationskomponenten enthält. Diese Ergebnisse unterstützen erneut die Hypothese, dass bei Panikpatienten, und zwar unabhängig vom Ausmaß agoraphobischem Vermeidungsverhaltens, die Durchführung von Konfrontationen ein zentraler Bestandteil erfolgreicher Psychotherapie ist.

Wenig ergebnisträchtig verlief bisher die Suche nach Prädiktoren des Therapieerfolgs. Weder Patientenvariablen (soziodemografische, Persönlichkeits- oder Störungsmerkmale) noch Therapeutenvariablen zeigten einen konsistenten Zusammenhang. In mehreren Therapiestudien konnte jedoch belegt werden, dass das Ausmaß der Veränderung typischer agoraphobischer Kognitionen bzw. von Angst vor körperlichen Symptomen den Therapieerfolg vorhersagen kann.

4.4 Effektivität und Prognose

Effektivität der Agoraphobiebehandlung

Erfolg der Konfrontationsverfahren klar belegt

Nach Jahrzehnten systematischer Forschung ist die Effektivität von Konfrontationsverfahren in der Therapie von Angststörungen und insbesondere Agoraphobien nicht mehr infrage zu stellen (Übersichten bei Norton & Price, 2007; Ruhmland & Margraf, 2001). Konfrontationsverfahren wurden schon früh besonders häufig untersucht (62 Studien). Die Ergebnisse der Studien zur massierten Konfrontation zeigen von Beginn an konsistent sehr starke Wirkungen auf die Hauptsymptomatik (wie Ängste und Vermeidungsverhalten), aber auch auf individuell definierte andere Zielsymptome, allgemeines Wohlbefinden sowie Arbeit und Freizeit (was bei anderen Therapieformen kaum je der Fall ist), seltener dagegen positive Effekte auf Persönlichkeitsmaße oder Symptome anderer Störungen (sofern überhaupt erhoben).

In der Metaanalyse von Ruhmland und Margraf (2001) wurden erstmals sieben psychologische Behandlungsarten auf ihre Wirksamkeit bei Agoraphobie hin überprüft. Prä-Post-Effektstärken (ES) wurden für folgende Kategorien von Therapieerfolg ausgewertet: Hauptsymptomatik, Anzahl und Intensität von Panikanfällen, allgemeine Ängstlichkeit, Depressivität, Beeinträchtigung und allgemeine Psychopathologie. Therapieergebnisse wurden bis zu zwei Jahre nach Therapieende analysiert. Für Panikstörungen mit Agoraphobie erwies sich Konfrontation in vivo mit einer ES = 1,64 nach Therapieende als die wirksamste Methode bezogen auf die Hauptsymptomatik. Dieser Effekt blieb bis zu zwei Jahre nach Therapieende stabil. Betrachtet man lediglich die Anzahl an Panikanfällen, unterscheiden sich die Effekte von Konfrontation in vivo und kognitiv-behavioraler Therapie nicht voneinander. Auch für die Bereiche Depressivität, andere Ängste, Beeinträchtigung durch die Störung und allgemeine Psychopathologie zeigten beide Behandlungsarten deutliche und dauerhafte Verbesserungen.

Die Effektivität des im vorliegenden Band beschriebenen Vorgehens der massierten Konfrontation wurde in einer großen Studie in Deutschland mit 416 Patienten mit Panikstörung mit Agoraphobie unter Routinebedingungen geprüft (Hahlweg, Fiegenbaum, Frank, Schroeder & von Witzleben, 2001). Die Therapien wurden von 52 Psychotherapeuten in drei unterschiedlichen Psychotherapieambulanzen durchgeführt. Es zeigten sich sechs Wochen und ein Jahr nach Abschluss der Konfrontationsbehandlung hoch signifikante Reduktionen in der Angstsymptomatik (Prä-Post/FU-ES: 1,16/1,16), den Angstkognitionen (Prä-Post/FU-ES: 1,09/1,18), der Angstsensitivität (Prä-Post/FU-ES: 1,22/1,33), dem agoraphobischem Vermeidungsverhalten (Prä-Post/FU-ES: 1,82/1,70) und Depression (Prä-Post/FU-ES: 0,93/0,92). Die Behandlungserfolge waren dabei nicht abhängig von Störungsdauer, Anzahl der Therapiestunden und Erfahrung der Psychotherapeuten.

Keine Symptomverschiebung

Das Auftreten neuer Symptome („Symptomverschiebung") ist nach erfolgreichen Konfrontationstherapien nicht häufiger als in der Allgemeinbevölkerung. Insgesamt weist die massierte Konfrontation in vivo bessere und umfassendere Wirkungen auf als graduierte bzw. in sensu Konfrontation oder systematische Desensibilisierung. Auch die anderen eingangs erwähnten metaanalytischen und impressionistischen Literaturauswertungen ergaben übereinstimmend das gleiche Bild. Darüber hinaus umfassten die Katamnesestudien für Konfrontationstherapien bei Agoraphobikern Zeiträume von vier bis zu neun Jahren nach Therapieende. Dabei waren einmal erzielte Erfolge auch über lange Zeiträume im Durchschnitt stabil. Kritisch kann an dieser Stelle angemerkt werden, dass bislang jedoch die systematische Erfassung von unerwünschten Begleitsymptomen und Nebenwirkungen von Konfrontationsbehandlungen, so wie sie etwa für Medikamentenstudien verpflichtend sind, nicht stattfinden und hier ein Nachholbedarf besteht. Nichtsdestotrotz können wir zusammenfassen: Die massierte Reizkonfrontation darf nach der Faktenlage als eine außerordentlich wirksame Intervention bei Ängsten und Zwängen gelten.

Effektivität der Panikbehandlung

80 % der Patienten sind panikfrei

Für das in Kapitel 4.1 dargestellte Vorgehen liegen mehrere kontrollierte Therapiestudien vor. So verglichen Barlow, Craske, Cerny und Kosko (1989) in einer der ersten Studien zur Behandlung der Panikstörung die Effektivität der gezielten kognitiv-behavioralen Behandlung der Panikstörung mit progressiver Muskelrelaxation und einer Kombination beider Verfahren sowie einer Wartelisten-Kontrollgruppe. Die kognitiv-behaviorale Therapie war klar überlegen und konnte durch eine zusätzliche Entspannungskomponente nicht weiter verbessert werden. In beiden Gruppen waren fast 80 % der Patienten bei Therapieende völlig frei von Panikanfällen. Für die Entspannungsgruppe lag dieser Wert unter 40 % und unterschied sich nicht signifikant von der Wartelisten-Kontrollgruppe. 24 Monate nach Therapieende waren 81,3 % der kognitive-behavioral behandelten Patienten panikanfallsfrei (kombinierte Behandlung: 42,9 %, progressive Muskelrelaxation: 35,7 %). Margraf, Barlow, Clark und Telch (1993) fassen vier kognitiv-verhaltenstherapeutische Behandlungsstudien zusammen, die an unterschiedlichen Zentren in den USA, England und Deutschland durchgeführt wurden. In allen Studien wurde übereinstimmend gefunden, dass die Behandlung ca. 80 % der behandelten Patienten panikanfallsfrei machte und zu substanziellen Verbesserungen in allgemeiner Ängstlichkeit, panikrelevanten Kognitionen, Depression und phobischem Vermeidungsverhalten führte. Darüber hinaus erwiesen sich die erzielten Therapieerfolge in sämtlichen Katamnesen (Dauer: zwei bzw. drei Jahre) als stabil.

Die bereits oben berichtete Metaanalyse von Ruhmland und Margraf (2001) untersuchte auch die Effekte verschiedener psychotherapeutischer Behandlungsformen für die Panikstörung ohne Agoraphobie. Hier erzielten kognitiv-behaviorale Therapie und angewandte Entspannung die höchsten mittleren Effekte (ES = 1,32 bzw. ES = 1,12) für die Hauptsymptomatik. Für beide Behandlungsarten zeigten sich auch Verbesserungen in der Anzahl an Panikanfällen (ES = 1,24 für kognitiv-behaviorale Therapie und ES = 0,97 für angewandte Entspannung) und die verbleibenden Kategorien. Alle Behandlungserfolge konnten bis zu zwei Jahre nach der Therapie aufrechterhalten werden.

In einer jüngst erschienenen Cochrane-Metaanalyse wurde die differenzielle Effektivität von Psychoedukation, supportiver Psychotherapie, physiologischer Behandlung (z. B. Atemtraining, Entspannungstraining), Verhaltenstherapie, Kognitiver Therapie, 3. Welle der KVT und psychodynamische Psychotherapie untersucht (Pompoli, Furukawa, Tajika, Efthimiou & Salanti, 2016). Insgesamt gingen 54 Studien mit 3021 Patienten mit Panikstörung mit oder ohne Agoraphobie in die Analyse ein. Es zeigte sich, dass Studien mit klassischen KVT-Elementen anderen psychologischen Behandlungsansätzen überlegen waren. Psychodynamische Psychotherapie zeigte die beste Akzeptanz (operationalisiert als Anzahl der Abbrecher im kurzfristigen Therapieverlauf) unter den untersuchten Behandlungsformen, wobei hier nur zwei Studien eingingen. Rein behaviorale Verfahren zeigten sich den KVT-Programmen unterlegen.

Insgesamt zeigt sich somit eine gute empirische Basis für das hier beschriebene störungsspezifische Behandlungsprogramm für die Panikstörung. Die Befunde der Cochrane-Metaanalyse unterstützen die Hypothese, dass die Behandlung der Panikstörung die größten Erfolge zeigt, wenn kognitive und behaviorale Methoden miteinander kombiniert werden.

4.5 Varianten der Methode und Kombinationen

4.5.1 Kombination von KVT und Medikamenten

Zur pharmakologischen Behandlung von Panikstörung und Agoraphobie werden Benzodiazepine (z. B. Diazepam) und Antidepressiva eingesetzt, darunter Selektive Serotonin-Wiederaufnahme-Hemmer (SSRIs, z. B. Citalopram, Fluoxetin oder Sertralin), Noradrenalin- und kombinierte Serotonin-Noradrenalin-Wiederaufnahme-Hemmer (NRIs/SNRIs), Monoaminooxidase-Inhibitoren (MAOIs) und trizyklische Antidepressiva (TCAs).

Beachte: Verhaltenstherapie pur ist am besten

Die Kombination von Verhaltenstherapie mit pharmakologischer Behandlung wirkt sich ungünstig auf den Therapieerfolg bei Patienten mit Panikstörung und Agoraphobie aus. Dieser Befund wurde erstmals in einer Behandlungsstudie von Isaak Marks beobachtet. Marks et al. (1993) konnten in einer Behandlungsstudie bei Patienten mit Panikstörung und Agoraphobie zeigen, dass sich durch die Kombination von Konfrontation mit Alprazolam, einem Benzodiazepin, der Therapieerfolg nach Absetzen der Medikamente signifikant verschlechterte (43 Wochen Follow-up). In der Therapiebedingung „Konfrontation mit Placebo“ blieben hingegen die Therapieeffekte zum Follow-up-Zeitpunkt stabil. Eine weitere Analyse der Therapiedaten ergab, dass Patienten, die den Therapieerfolg auf die Medikamenteneinnahme attribuierten und wenig Zuversicht bzgl. eigener Bewältigungsmöglichkeiten

Kombinationsbehandlung langfristig schlechter

äußerten, stärkere Entzugssymptome und eine stärkere Abnahme der unter Medikamenteneinnahme erreichten Therapieeffekte zeigten als Patienten, die die Therapieeffekte auf die eigenen Bemühungen während der Therapie attribuierten. Diese Ergebnisse machen noch einmal deutlich, dass ein langfristiger Therapieerfolg nur erreicht werden kann, wenn der Patient die Überzeugung gewinnt, die Angst selbst bewältigen zu können, ohne dabei auf weitere Hilfsmittel zurückgreifen zu müssen.

Verschiedene Metaanalysen und Reviews zur Kombinationsbehandlung von KVT und Medikamenten zeigen, dass sich entweder kein zusätzlicher Nutzen von Kombinationsbehandlungen gegenüber der Wirksamkeit von KVT allein zeigte oder aber der Vorteil von KVT und Medikation beschränkte sich auf den unmittelbaren Behandlungserfolg bei Therapieabschluss, während eine Stabilisierung des Behandlungserfolgs entweder ausblieb oder sich sogar unerwünschte Nebenwirkungen einstellten (Hofmann & Smits, 2008). Eine Metaanalyse über 11 Studien (471 Patienten mit Angststörungen) fand, dass KVT und Medikation (unterschiedliche Wirkstoffgruppen) zwar zunächst einen moderaten Zugewinn gegenüber KVT und Placebo einbrachten, dieser Vorteil im Follow-up über sechs Monate (236 Patienten) aber nicht mehr nachweisbar war (Hofmann & Smits, 2008). In einer Längsschnittstudie über zwei Jahre lag die Rückfallrate von Patienten mit Panikstörung (N=40) nach Kombinationstherapie im Vergleich zu reiner KVT auch dann signifikant höher, wenn die Patienten nach Ende der KVT ihre Medikation fortführten (Otto, Pollack & Sabatino, 1996). Die Therapieform (KVT mit und ohne Medikation) erwies sich in dieser Studie sogar als ein besserer Prädiktor für spätere Rückfälle als der Schweregrad der Störung.

4.5.2 Augmentierungsstrategien

D-Cycloserin und Glucocorticoide. Aufbauend auf inspirierenden Grundlagenbefunden aus tierexperimentellen Studien wurde in den letzten Jahren der gezielte Einsatz von pharmakologischen Substanzen wie D-Cycloserin oder Glucocorticoide (Cortisol, Corticosteron) zur Unterstützung von Konfrontationsbehandlungen geprüft, statt weiterhin auf die pauschale Kombination von Psycho- und Pharmakotherapie zu setzen.

Gedächtniskonsolidierung durch Medikamente

D-Cycloserin oder Glucocorticoide unterstützen neurobiologische Prozesse des Extinktionslernens und der Gedächtniskonsolidierung und entfalten ihre Wirkung optimal bei oraler Einnahme vor Expositionsbeginn bzw. im Anschluss an erfolgreiche Expositionssitzung. D-Cycloserin wirkt auf das Extinktionslernen und soll die Löschung[8] der ursprünglichen Angstreaktion unterstützen. Die

8 Auch hier wird Löschung so verstanden, dass es v. a. zum Erwerb einer neuen hemmenden Assoziation kommt.

nachhaltige Wirkung der Glucocorticoide als Extinktionsverstärker wird auf ihre doppelte Funktion bei der Konsolidierung neuer Informationen einerseits und den Abruf bereits gespeicherter Informationen andererseits zurückgeführt (de Quervain et al., 2010). Während Corticoide die Neubildung inhibitorischer Assoziationen (Extinktionslernen) fördern, hemmen sie zugleich die Aktivierung der ursprünglichen, angstassoziierten Gedächtnisspur. In mehreren Studien konnten erste Hinweise auf die Augmentierung der Expositionseffekte durch DCS und Glucocorticoide in randomisierten kontrollierten Studien für Panikstörung und Agoraphobie gefunden werden (Überblick bei Mohr & Schneider, 2015). Diese Ergebnisse beruhen bisher jedoch noch auf kleinen Gruppen und es steht noch aus, die Unbedenklichkeit des Einsatzes dieser Substanzen abschließend zu prüfen. Aufgrund der gedächtniserweiternden Funktion etwa von DCS können sich auch negative Ereignisse, die während oder nach der Exposition und noch innerhalb der Wirkungsphase von DCS eintreten, stärker als gewöhnlich ins Gedächtnis einprägen und somit zu unerwünschten Gedächtniseffekten führen.

Gedächtniskonsolidierung durch Schlaf

Schlaf zur Unterstützung der Gedächtniskonsolidierung. Der Effekt von Schlaf zur Konsolidierung von neu Gelerntem ist sehr gut belegt. Dabei ist die Idee, dass Schlaf hilft, noch labile Gedächtnisinhalte, die im Wachzustand enkodiert wurden, in eine stabile Repräsentation zu überführen und in das Langzeitgedächtnis zu integrieren. Aufbauend auf diesem Wissen prüften Kleim und Kollegen (2014), inwieweit Schlaf einen positiven Effekt auf die Gedächtniskonsolidierung nach Konfrontationstherapie bei Spinnenphobikern hat. Die Autoren führten bei 40 Patienten mit Spinnenphobie eine Expositionssitzung mit virtueller Realität durch. Im Anschluss an die Exposition schliefen die Patienten in der Schlafbedingung im Durchschnitt 50 Minuten. Eine Woche nach der Exposition konnte in einem Verhaltenstest nachgewiesen werden, dass Patienten, die nach der Exposition geschlafen hatten, weniger subjektive Angst und weniger spinnenphobische Kognitionen zeigten als Patienten, die nicht nach der Expositionssitzung geschlafen hatten. Auch wenn diese Befunde sicher zu replizieren sind, so weisen sie auf eine interessante non-invasive Alternative zu den pharmakologischen Augmentationsstrategien hin.

4.5.3 Internetbasierte Behandlungsansätze

Internetbasierte Behandlungsansätze haben in den letzten Jahren eine enorme Entwicklung genommen und sind insbesondere in Ländern wie Australien, Niederlande und Schweden zu einer wichtigen Alternative für die Versorgung von Patienten mit Angststörungen geworden. Insbesondere für Patienten, die aufgrund langer Wartezeiten oder langer Anfahrtswege in ländlichen Regionen nur schwer Zugang zu klassischer Psychotherapie haben, sind

Effektivität internetbasierter Interventionen

diese Ansätze eine wichtige und sinnvolle Ergänzung. Von verschiedenen Autorengruppen wurden auch für Patienten mit Panikstörung internetbasierte Behandlungsansätze entwickelt und deren Wirksamkeit in randomisierten kontrollierten Studien nachgewiesen. Die Inhalte der internetbasierten Programme sind dabei übereinstimmend mit dem im vorliegenden Band vorgestellten Programm und enthalten die Komponenten Psychoedukation, kognitive Reattribuierung, interozeptive Exposition, Exposition in vivo sowie eine Rückfallprophylaxe. An dieser Stelle soll eine randomisierte, kontrollierte Studie herausgegriffen werden, in der unter klinischen Routinebedingungen 113 Patienten mit Panikstörung entweder eine zehnwöchige angeleitete internetbasierte KVT oder eine KVT, die im Gruppenformat durchgeführt wurde, erhielten (Bergström et al., 2010). In beiden Bedingungen wurde eine klinische relevante Verbesserung der Paniksymptomatik nachgewiesen (Internet-KVT: Cohen's d = 1,73, Gruppen-KVT: Cohen's d = 1,63). Es konnte kein signifikanter Unterschied in der Wirksamkeit zwischen den beiden Bedingungen gefunden werden. Nicht überraschend ergab die Kosten-Nutzen-Analyse der Studienautoren ein eindeutig besseres Kosten-Nutzen-Verhältnis der internetbasierten KVT im Vergleich zur Gruppen-KVT. Diese Befunde sind von besonderer Relevanz, da sie an Patienten einer typischen psychiatrischen Versorgungseinrichtung unter Routinebedingungen erhoben wurden. Wichtig ist jedoch festzuhalten, dass sich die bisherigen Wirksamkeitsnachweise für internetbasierte KVT auf Programme beziehen, in denen ein E-Mail-Austausch mit Psychologen oder Psychotherapeuten stattfand. Die Wirksamkeit von „nicht angeleiteter" internetbasierter KVT kann aktuell nicht abschließend beurteilt werden. In Deutschland herrscht noch große Zurückhaltung in der Anwendung dieses vielversprechenden Ansatzes und es bleibt abzuwarten, wie sich dieses Format in das bestehende Gesundheitssystem integrieren lässt.

4.5.4 Komorbidität mit Blut-, Spritzen- und Verletzungsphobie

Ein Teil der Patienten mit Panikstörung und/oder Agoraphobie weist zusätzlich eine Blut-, Spritzen- oder Verletzungsphobie auf, die mit Ohnmachtsanfällen einhergeht. Bei diesen Patienten hat es sich bewährt, zusätzlich zu der gezielten Behandlung der Panikanfälle und Agoraphobie Strategien zum Umgang mit den Ohnmachtsanfällen zu vermitteln. Um die Ohnmacht zu verhindern, wird eine Behandlungsmethode eingesetzt, die sich direkt auf die physiologische Reaktion während der Ohnmacht richtet.

Applied Tension

Diese Methode wird als „Applied Tension" (angewandte Anspannung: Öst, 2009) bezeichnet und besteht aus einer Kurzintervention von fünf Stunden. Zunächst erlernt der Patient die Anspannungstechnik. Hierbei wird er aufgefordert, die großen Skelettmuskeln (Arme, Brust und Beine) anzuspannen und die Anspannung für 15 bis 20 Sekunden zu halten und sie dann wieder zurückzunehmen. Danach wird der Patient mit Bildern konfrontiert, die Ohnmachtsanfälle auslösen können. Er wird dabei aufgefordert, bei den ersten Anzeichen einer drohenden Ohnmacht (kalter Schweiß auf der Stirn, Ohrensausen, bestimmtes Empfinden im Magen etc.) die Anspannungstechnik anzuwenden. Die Übungen werden mehrmals wiederholt und zunehmend in verschiedenen realen Situationen durchgeführt. Eine genauere Beschreibung des Vorgehens kann im Band 50 „Blut-, Spritzen- Verletzungsphobie" (Schienle & Leutgeb, 2012) der vorliegenden Buchreihe nachgelesen werden.

4.5.5 Anwendung bei anderen Angststörungen

Die in diesem Band dargestellten Behandlungsmethoden können mit wenigen Modifikationen auch auf andere Angststörungen übertragen werden. So kommen Konfrontationsverfahren in der Behandlung von Spezifischen Phobien, Sozialen Phobien (Soziale Angststörung), Zwangsstörung und Generalisierter Angststörung zur Anwendung. Kognitive Verfahren, wie sie für die Behandlung der Panikstörung beschrieben wurden, können bei der Behandlung von Sozialen Phobien und Generalisierter Angststörung genutzt werden.

Spezifische und Sozialphobie

Das konfrontative Vorgehen in der Behandlung von Spezifischen und Sozialen Phobien unterscheidet sich kaum von dem oben beschriebenen Behandlungsprogramm bei Agoraphobien. Auch hier werden angstbesetzte Situationen so lange aufgesucht, bis es zu einer zumindest leichten Angstreduktion in der phobischen Situation kommt. Bei Sozialen Phobien muss jedoch vor der Konfrontation insbesondere mit Leistungssituationen abgeklärt werden, ob die Betroffenen überhaupt in der Lage sind, die geforderte Leistung (z. B. eine Rede halten) auszuführen. Zusätzlich sollten die typischen irrationalen Überzeugungen von Sozialphobikern (z. B. „im Restaurant beobachten mich alle") anhand eines sokratischen Dialogs korrigiert werden (vgl. Korrekturschema in Kapitel 4.1.2).

4.5.6 Behandlung der Panikstörung und Agoraphobie im Kindes- und Jugendalter

Es liegen erste Hinweise zur Wirksamkeit des hier dargestellten Programms für die Behandlung der Panikstörung im Kindes- und Jugendalter vor. In einer randomisierten kontrollierten Studie wurde das störungsspezifische KVT-Programm (11 Sitzungen) mit einer Selbstbeobachtungsgruppe verglichen (Pincus, Ehrenreich, Whitton, Mattis & Barlow, 2010). Insgesamt wurden 27 Jugendliche im Alter zwischen 14 und 17 Jahren randomisiert auf eine der Interventionsbedingungen zugeteilt. Die Befunde zeigten, dass die störungsspezifische KVT der Selbstbeobachtungsgruppe überlegen war und diese Überlegenheit auch noch sechs Monate nach Therapieende belegt werden konnte. Somit deutet sich an, dass das hier vorgestellte Behandlungsprogramm auch bei Jugendlichen mit Panikstörung eingesetzt werden kann. Eine weitergehende Beschreibung des Programms ist bei Schneider und Margraf (2017) zu finden.

4.6 Probleme bei der Durchführung

Akzeptanz von Konfrontationsverfahren

Das größte Problem der massierten Reizkonfrontation könnte die Akzeptanz sein. In verschiedenen Studien lehnen ca. 10 % (Deutschland) oder sogar 20 bis 25 % (USA) der Patienten die Therapie ab, während beim graduellen Vorgehen die Ablehnungsquote geringer zu sein scheint. Die Ablehnungsquote hängt nach unseren Erfahrungen jedoch stark von der Vorbereitung des Patienten auf die Konfrontation ab (vgl. hierzu Vorbereitung von Konfrontationsübungen in Kapitel 4.2.1). Bei manchen Patienten ist es daher auch durchaus sinnvoll, den ersten Teil der Therapie v. a. dem Aufbau einer tragfähigen und vertrauensvollen Therapeut-Patient-Beziehung zu widmen, und erst im Anschluss daran die eigentliche Angstbehandlung zu beginnen.

Abrechnungsmöglichkeiten mit Krankenkassen

Lange Zeit war die Durchführung von massierten Konfrontationstherapien durch die Beschränkungen in den Abrechnungsmöglichkeiten mit den Krankenversicherungen erschwert. So durfte eine bestimmte wöchentliche Maximal-Stundenzahl bei Verhaltenstherapien nicht überschritten werden. Heute ist es jedoch möglich, massierte Konfrontationstherapie ganz normal über die Krankenkasse abzurechnen, wenn dies im Antrag auf Psychotherapie begründet wird. Darüber hinaus ist es auch möglich, massierte Konfrontationstherapien im Rahmen der Kostenerstattungsverfahren mit den Krankenversicherungen abzurechnen.

Erfolgreiche Behandlung ohne Anwendung

Angesichts der eindeutigen Befundlage zur Wirksamkeit von Konfrontationsverfahren sind die Ergebnisse zur tatsächlichen Versorgung von Patienten mit Agoraphobie und Panikstörung besonders bedrückend. Immer wieder muss festgestellt werden, dass viele Patienten und leider auch professionelle Kräfte des Gesundheitswesens nicht genügend über diese effektiven Behandlungsmethoden informiert sind. In den USA fanden Taylor et al. (1989), dass von 794 Patienten mit Panikanfällen (mit und ohne Agoraphobie) nur 4 % eine verhaltenstherapeutische Behandlung erhalten hatten. Nur bei 2,6 % der Patienten mit Vermeidungsverhalten war eine Konfrontationstherapie durchgeführt worden. Wir mussten ähnliche Zahlen an fast 400 Patienten in Deutschland registrieren (Margraf & Poldrack,

2000). Die an klinischen Stichproben gewonnenen Ergebnisse werden unterstützt von einer repräsentativen Bevölkerungserhebung an rund 3 000 Personen in Deutschland. Hier fanden wir, dass von den 40 % aller Personen mit Angststörungen, die überhaupt eine Behandlung erhalten hatten, nur etwa jeder Hundertste eine Verhaltenstherapie (egal welcher Art) bekommen hatte. Diese Befunde zeigen, dass nicht nur die Entwicklung immer besserer Therapieverfahren, sondern auch die Verbreitung der bereits verfügbaren Methoden für die erfolgreiche Behandlung von Panikstörungen und Agoraphobien dringend erforderlich ist. Dies scheint nach Meinung der beiden Autoren aktuell die größte Herausforderung zu sein, um Patienten mit Panikstörung und Agoraphobie adäquat und nachhaltig zu behandeln.

5 Weiterführende Literatur

Margraf, J. & Schneider, S. (1990). *Panik. Angstanfälle und ihre Behandlung* (2., überarb. Aufl.). Berlin: Springer.

Neudeck, P. & Wittchen, H.-U. (Hrsg.). (2005). *Konfrontationstherapie bei psychischen Störungen: Theorie und Praxis.* Göttingen: Hogrefe.

6 Literatur

Barlow, D.H., Craske, M.G., Cerny, J.A. & Kosko, J.S. (1989). Behavioral treatment of panic disorder. *Behavior Therapy, 20,* 261–282. http://doi.org/10.1016/S0005-7894(89)80073-5

Bartling, G., Echelmeyer, L. & Engberding, M. (2007). *Problemanalyse im therapeutischen Prozess: Leitfaden für die Praxis* (5., überarb. u. erw. Aufl.). Stuttgart: Kohlhammer.

Bergström, J., Andersson, G., Ljótsson, B., Rück, C., Andréewitch, S., Karlsson, A. et al. (2010). Internet- versus group-administered cognitive behavior therapy for panic disorder in a psychiatric setting: a randomised trial. *BMC Psychiatry, 10,* 1–10. http://doi.org/10.1186/1471-244X-10-54

Bouton, M.E. (1993). Context, time and memory retrieval in the interference paradigms of Pavlovian learning. *Psychological Bulletin, 114,* 80–90. http://doi.org/10.1037/033-2909.114.1.80

Bouton, M.E., Mineka, S. & Barlow, D.H. (2001). A modern learning theory perspective on the etiology of panic disorder. *Psychological Review, 108,* 4–32.

Craske, M.G. & Stein, M.B. (2016). Anxiety. *Lancet.* http://dx.doi.org/10.1016/S0140-6736(16)30381-6

Craske, M.G., Treanor, M., Conway, C.C., Zbozinek, T. & Vervliet, B. (2014). Maximizing exposure therapy: an inhibitory learning approach. *Behaviour Research and Therapy, 58,* 10–23. http://doi.org/10.1016/j.brat.2014.04.006

de Quervain, D.J., Bentz, D., Michael, T., Bolt, O.C., Wiederhold, B.K., Margraf, J. et al. (2010). Glucocorticoids enhance extinction-based psychotherapy. *Proceedings of the National Academy of Sciences of the United States of America, 108,* 6621–6625. http://doi.org/10.1073/pnas.1018214108

Duits, P., Cath, D.C., Lissek, S., Hox, J.J., Hamm, A.O., Engelhard, I.M. et al. (2015). Updated meta-analysis of classical fear conditioning in the anxiety disorders. *Depression and Anxiety, 32,* 239–253. http://doi.org/10.1002/da.22353

Ehlers, A. & Margraf, J. (1989). The psychophysiological model of panic attacks. In P.M.G. Emmelkamp, W.T.A.M. Everaerd, F. Kraaimaat & J.M. Van Son (Eds.), *Fresh perspectives on anxiety disorders* (pp. 1–129). Amsterdam: Swets & Zeitlinger.

Ehlers, A., Margraf, J. & Chambless, D. (2001). *Fragebogen zu körperbezogenen Ängsten, Kognitionen und Vermeidung (AKV)* (2., überarb. u. neu norm. Aufl.). Göttingen: Hogrefe.

Foa, E.B. & Kozak, M.J. (1986). Emotional processing of fear: Exposure to corrective information. *Psychological Bulletin, 99,* 20–35. http://doi.org/10.1037//0033-2909.99.1.20

Hahlweg, K., Fiegenbaum, W., Frank, M., Schroeder, B. & Witzleben, I. von (2001). Short- and long-term effectiveness of an empirically supported treatment for agoraphobia. *Journal of Consulting and Clinical Psychology, 69,* 375–382.

Hofmann, S. & Smits, J.A. (2008). Cognitive-behavioral therapy for adult anxiety disorders: A meta-analysis of randomized placebo-controlled trials. *Journal of Clinical Psychology, 69,* 621–632. http://doi.org/10.4088/JCP.v69n0415

Kessler, R.C., Petukhova, M., Sampson, N.A., Zaslavsky, A.M. & Wittchen, H.-U. (2012). Twelve-month and lifetime prevalence and lifetime morbid risk of anxiety and mood disorders in the United States. *International Journal of Methods in Psychiatric Research, 21,* 169–184. http://doi.org/10.1002/mpr.1359

Kleim, B., Wilhelm, F.H., Temp, L., Margraf, J., Wiederhold, B.K. & Rasch, B. (2014). Sleep enhances exposure therapy. *Psychological Medicine, 44,* 1511–1519. http://doi.org/10.1017/S0 033291713001748

Margraf, J., Barlow, D.H., Clark, D.M. & Telch, M.J. (1993). Psychological treatment of panic: Work in progress on outcome, active ingredients, and follow-up. *Behavioral research therapy, 31,* 1–8. http://doi.org/10.1016/0005-7967(93)90036-T

Margraf, J. & Cwik, J.C. (2015). *Diagnostisches Kurzinterview bei psychischen Störungen (Mini-DIPS) – Forschungsversion für DSM-5.* Unveröffentlichtes Manual. Ruhr Universität Bochum.

Margraf, J., Cwik, J.C., Suppiger, A. & Schneider, S. (2015). *Diagnostisches Interview bei psychischen Störungen (DIPS) – Forschungsversion für DSM-5.* Unveröffentlichtes Manual, Ruhr Universität Bochum.

Margraf, J. & Ehlers, A. (1989). Etiological models of panic – medical and biological aspects. In R. Baker, R. (Ed.), *Panic disorder: Theory, research and therapy* (pp. 145–203). Chicester: Wiley & Sons.

Margraf, J. & Poldrack, A. (2000). Angstsyndrome in Ost- und Westdeutschland: Eine repräsentative Bevölkerungserhebung. *Zeitschrift für Klinische Psychologie und Psychotherapie, 29,* 157–169. http://doi.org/10.1026//0084-5345.29.3.157

Margraf, J. & Schneider, S. (1990). *Panik. Angstanfälle und ihre Behandlung* (2., überarb. Aufl.). Berlin: Springer.

Marks, I.M. (1987). *Fears, phobias, and rituals.* New York: Oxford University. http://doi.org/10.1192/bjp.162.6.776

Marks, I.M., Swinson, R.P., Basoglu, M., Kuch, K., Noshiravani, H., O'Sullivan, G. et al. (1993). Alprazolam and exposure alone and combined in panic disorder with agoraphobia: A controlled study in London and Toronto. *British Journal of Psychiatry, 162,* 776–787.

Mohr, C. & Schneider, S. (2015). Zur Rolle der Exposition bei der Therapie von Angststörungen. *Verhaltenstherapie, 25,* 32–29. http://doi.org/10.1159/000376614

Mowrer, O.H. (1960). *Learning theory and behavior.* New York: Wiley. http://doi.org/10.1037/10802-000

Norton, P.J. & Price, E.C. (2007). A meta-analytic review of adult cognitive-behavioral treatment outcome across the anxiety disorders. *Journal of Nervous and Mental Disease, 195,* 521–531. http://doi.org/10.1097/01.nmd.0000253843.70149.9a

Öst, L.G. (2009). Spezifische Phobien. In J. Margraf & S. Schneider (Hrsg.), *Lehrbuch der Verhaltenstherapie. Band 2: Störungen im Erwachsenenalter – Spezielle Indikationen – Glossar* (3., vollst. bearb. u. erw. Aufl., S. 31–44). Berlin: Springer.

Otto, M.W., Pollack, M.H. & Sabatino, S.A. (1996). Maintenance of remission following cognitive behavior therapy for panic disorder: Possible deleterious effects of concurrent medication treatment. *Behavior Therapy, 27,* 473–482. http://doi.org/10.1016/S0005-7894(96)80028-1

Pincus, D.B., Ehrenreich, M.J., Whitton, S.W., Mattis, S.G. & Barlow, D.H. (2010). Cognitive-behavioral treatment of panic disorder in adolescence. *Journal of Clinical Child and Adolescent Psychology, 39,* 639–649. http://doi.org/10.1080/15374416.2010.501288

Pompoli, A., Furukawa, T.A., Tajika, A., Efthimiou, O. & Salanti, G. (2016) Psychological therapies for panic disorder with or without agoraphobia in adults: a network meta-analysis. *Cochrane Database of Systematic Reviews, 4,* 1–4. http://doi.org/10.1002/14651858.CD011004.pub2

Ruhmland, M. & Margraf, J. (2001). Effektivität psychologischer Therapien von Panik und Agoraphobie: Meta-Analyse auf Störungsebene. *Verhaltenstherapie, 11,* 41–53. http://doi.org/10.1159/000050323

Schienle, A. & Leutgeb, V. (2012). *Blut-Spritzen-Verletzungsphobie* (Fortschritte der Psychotherapie, Bd. 50). Göttingen: Hogrefe.

Schneider, S. & Margraf, J. (Hrsg.). (2017). *Lehrbuch der Verhaltenstherapie. Band 3: Störungen im Kindes- und Jugendalter* (2., überarb. u. erw. Aufl.). Berlin: Springer.

Schulte, D. (1991). *Therapeutische Entscheidungen.* Göttingen: Hogrefe.

Schulte, D. (1992). Reizkonfrontation: Standardtherapie nur für Standardpatienten? *Verhaltenstherapie, 2,* 335–338.

Seligman, M.E.P. (1971). Phobias and preparedness. *Behavior Therapy, 2,* 307–320. http://doi.org/10.1016/S0005-7894(71)80064-3

Taylor, C.B., King, R.J., Margraf, J., Ehlers, A., Telch, M.J., Roth, W.T. et al. (1989). Use of medication and in vivo exposure in volunteers for panic disorder research. *American Journal of Psychiatry, 146,* 1423–1426. http://doi.org/10.1176/ajp.146.11.1423

Vervliet, B., Craske, M. G. & Hermans, D. (2013). Fear extinction and relapse: state of the art. *Annual Review of Clinical Psychology, 9,* 215–248. http://doi.org/10.1146/annurev-clinpsy-050212-185542
Wittchen, H.-U., Zaudig, M. & Fydrich, T. (1997). *Strukturiertes Klinisches Interview für DSM-IV, Achse I und Achse II.* Göttingen: Hogrefe.

Anhang

Zielerreichungsskala

Name: ____________________ Datum: ____________

Instruktion für den Zeitpunkt vor der Therapie

Die folgende Skala dient dazu, die individuellen Therapieziele der Patientin bzw. des Patienten festzustellen und zu überprüfen, inwieweit diese Ziele erreicht werden. Bitte schreiben Sie im Folgenden die Behandlungsziele der Patientin bzw. des Patienten auf. Es können bis zu 10 verschiedene Ziele definiert werden. Notieren Sie bitte für jedes Ziel den gewünschten Endzustand und den derzeitigen Zustand so konkret wie möglich (d. h. beide Zustände sollten an möglichst objektiven Kriterien feststellbar sein).

Beispiel 1:

Ziel:	keine Angstanfälle mehr haben
Ausgangszustand:	4 Anfälle pro Woche
Gewünschter Endzustand:	0 Anfälle pro Woche

Beispiel 2:

Ziel:	alleine Autofahren können
Ausgangszustand:	kann nur in Begleitung fahren
Gewünschter Endzustand:	kann alleine bis Frankfurt auf der Autobahn fahren

Instruktion für den Zeitpunkt nach Beginn der Therapie

Bitte lassen Sie die Patientin bzw. den Patienten im Folgenden für jedes der Behandlungsziele den Grad der Zielerreichung einstufen. Nehmen Sie bitte unabhängig davon ebenfalls eine Einstufung vor. Benutzen Sie dazu bitte folgende Skala von 1 bis 6:

6 = Ziel 100 % erreicht
5 = Ziel 75 % erreicht
4 = Ziel 50 % erreicht
3 = Ziel 25 % erreicht
2 = Ausgangszustand beibehalten
1 = Verschlechterung

Ziel 1: ____________________

Ausgangszustand: ____________________

____

Gewünschter Endzustand: ____________________

____

Grad der Zielerreichung (1 bis 6): __________ (Patient/in)

__________ (Therapeut/in)

Ziel 2: ______________________________

Ausgangszustand: ______________________________

____

Gewünschter Endzustand: ______________________________

____

Grad der Zielerreichung (1 bis 6): ____________ (Patient/in)

____________ (Therapeut/in)

Ziel 3: ______________________________

Ausgangszustand: ______________________________

____

Gewünschter Endzustand: ______________________________

____

Grad der Zielerreichung (1 bis 6): ____________ (Patient/in)

____________ (Therapeut/in)

Ziel 4: ______________________________

Ausgangszustand: ______________________________

____

Gewünschter Endzustand: ______________________________

____

Grad der Zielerreichung (1 bis 6): ____________ (Patient/in)

____________ (Therapeut/in)

Ärztliches Zeugnis – Formular für den Hausarzt	
Name des/der Patient/in: ____________________ Geburtsdatum: ____________ Anschrift: ____________ ____________________ Name des/der untersuchenden Arztes/Ärztin: ____________________ Anschrift: ____________________ ____________________	
1. Vorgeschichte: Hatte d. Pat. Unfälle oder Krankheiten, die möglicherweise in Zusammenhang mit seiner/ihrer Erkrankung stehen?	☐ Nein ☐ Ja Falls ja; welche? ____________ ____________________ ____________________
2. Daten zur Person	Größe: ________ cm Gewicht: ________ kg PR: ______/______ mm HG Puls: ________ Schläge in der Minute Urin: E ______, Z ______, Sed ______
3. Machte d. Pat. den Eindruck eines gesunden Menschen?	☐ Nein ☐ Ja
4. Bestehen Missbildungen, Formfehler, Erkrankungen oder Folgen von Verletzungen an Knochen, Gelenken, Muskeln, Sehnen oder der Haut?	☐ Nein ☐ Ja Falls ja; welche? ____________ ____________________ ____________________
5. Bestehen Krankheiten des Nervensystems (Verhalten der Reflexe, Lähmungen, Epilepsie, Schwindel, Störungen des Gefühlssinns, des Geruchssinns etc.)?	☐ Nein ☐ Ja Falls ja; welche? ____________ ____________________ ____________________

6. Bestehen Krankheiten des Herzens oder des Gefäßsystems?	☐ Nein ☐ Ja Falls ja; welche? ______ ______ ______
7. Bestehen Krankheiten der Atmungsorgane?	☐ Nein ☐ Ja Falls ja; welche? ______ ______ ______
8. Liegt eine Nieren-erkrankung vor?	☐ Nein ☐ Ja Falls ja; welche? ______ ______ ______
9. Liegen Anzeichen einer Zuckererkrankung vor?	☐ Nein ☐ Ja Falls ja: Was ist bei einer Psychotherapie zu beachten? ______ ______ ______
10. Liegen Anzeichen für eine schwere Bluterkrankung vor?	☐ Nein ☐ Ja
11. Medikamente a) gegen psychische Symptome:	Präparat/Dosierung: ______ ______ ______
Können die genannten Medikamente abgesetzt werden?	☐ Nein ☐ Ja Wenn ja, in welcher Weise? ______ ______ ______

b) sonstige Medikamente (z. B. gegen chron. Erkrankung):	Präparat/Dosierung: ____________________ ____________________ ____________________ ____________________
12. Besteht eine Medikamentenabhängigkeit?	☐ Nein ☐ Ja Falls ja, ärztliche Anordnung des Entzuges, Therapievorschlag: ____________________ ____________________ ____________________ ____________________
13. Besteht ein Verdacht auf andere Abhängigkeiten (Alkohol/Drogen)?	☐ Nein ☐ Ja Falls ja; welche? ____________________ ____________________ ____________________ ____________________
14. Ist vor Abgabe einer abschließenden Beurteilung noch eine weiterführende fachärztliche Untersuchung erforderlich?	☐ Nein ☐ Ja Falls ja, mit welcher Fragestellung? ____________________ ____________________ ____________________
15. Wurden Untersuchungen (z. B. Labor) durchgeführt, deren Befunde heute noch nicht vorliegen?	☐ Nein ☐ Ja Falls ja; welche? ____________________ ____________________ ____________________ ____________________
16. Sonstige Bemerkungen	____________________ ____________________ ____________________ ____________________

Zusammenfassende Beurteilung

☐ Aus ärztlicher Sicht bestehen keine Hinweise auf eine organische Verursachung der psychischen Beschwerden

☐ Aus ärztlicher Sicht liegen Hinweise auf eine organische Verursachung der psychischen Beschwerden vor. Es handelt sich dabei um folgende Ursachen:

____

____

____

____

__________________ ____________________________

(Datum der Untersuchung) (Unterschrift des Arztes/Stempel)

Panikanfallstagebuch

Datum: ___________		Montag	Dienstag	Mittwoch	Donnerstag	Freitag	Samstag	Sonntag	Anmerkungen
Bitte sofort nach jedem Panikanfall eintragen. Wenn nötig, machen Sie zusätzliche Notizen auf der Rückseite	**1. Anfang/Ende**								1 = Kurzatmigkeit oder Atemnot; 2 = Todesangst; 3 = Herzklopfen, Herzrasen oder unregelmäßiger Herzschlag; 4 = Schwitzen; 5 = Erstickungs- oder Würgegefühle; 6 = Schwindel, Benommenheit oder Schwächegefühl; 7 = Angst, verrückt zu werden; 8 = Schmerzen oder Beklemmungsgefühle im Brustbereich; 9 = Zittern oder Beben; 10 = Kribbeln oder Taubheit in Körperteilen; 11 = Hitzewallungen oder Körperschauer; 12 = Übelkeit oder Magen/Darmbeschwerden; 13 = Gefühle der Unwirklichkeit oder des Losgelöstseins; 14 = Angst, die Kontrolle zu verlieren; 15 = Andere Symptome
	Angst (0–10)								
	Symptome								
	Erste Zeichen								
	Wo (E/U)?								
	Wer?								
	Was?								
	Gedanken								
	2. Anfang/Ende								
	Angst (0–10)								
	Symptome								
	Erste Zeichen								
	Wo (E/U)?								
	Wer?								
	Was?								
	Gedanken								
	3. Anfang/Ende								
	Angst (0–10)								
	Symptome								
	Erste Zeichen								
	Wo (E/U)?								
	Wer?								
	Was?								
	Gedanken								
Bitte am Tagesende eintragen	**Durchschnittliche Angst (0 – 10)**								
	Einschlafzeit (gestern)								
	Aufwachzeit (heute)								

Aktivitätstagebuch

Bitte tragen Sie jede Aktivität, für die Sie Ihre Wohnung oder Ihr Haus verlassen, gleich nach Ihrer Rückkehr ein.
Wenn nötig, machen Sie zusätzliche Notizen auf der Rückseite.

Datum	Zeit		Begleitung			Art der Aktivität						Maximale Angst (0 – 10)	Panikanfall		
	Fortgegangen	Zurück-gekommen	Vertrauens-person	Andere Person	Alleine	Arbeit/ Ausbildung	Einkaufen/ Besorgungen	Freunde/ Verwandte	Freizeit-aktivitäten	Fortbewegung/ Transport	Andere Aktivitäten		keiner	erwartet	unerwartet

Arbeitsblatt: Konfrontationsübung

Bitte vor der Konfrontationsübung ausfüllen!

1. *Was ich erreichen möchte* (z. B.: Ich möchte einen hohen Turm besteigen und mich dort umschauen):

   ____

   ____

2. *Was denke ich, was passieren wird* (z. B.: Ich werde umkippen)?

   ____

   ____

3. *Wie sehr bin in überzeugt* davon, dass dies auch passieren wird?

   ________ (0–100 %)

4. Wie viel *Angst* habe ich *vor der Übung*?

   ________ (0–100 %)

Bitte direkt nach der Expositionsübung ausfüllen!

1. Wie viel *Angst* (0–100 %) hatte ich ...

   vor ________ %, während ________ % und nach ________ % der Übung?

2. Ist das, was ich befürchtet habe, passiert? ☐ Ja ☐ Nein

3. *Woran habe ich gemerkt, dass dies nicht passiert ist* (z. B.: Die Symptome haben nachgelassen und ich bin nicht umgekippt)?

   ____

   ____

4. *Was habe ich gelernt* (z. B.: Ich kann einen Turm besteigen und mich dort über längere Zeit aufhalten, ohne dass mir was passiert)?

   ____

   ____

5. Wie sehr glaube ich, dass meine Befürchtung beim nächsten Mal zutreffen wird?

   ________ (0–100 %)